Das Weltbild des Paracelsus

FRANZ SPUNDA

Das Weltbild des Paracelsus

EDITION PLEROMA

Die Deutsche Bibliothek verzeichnet diese Publikation
in der Deutschen Nationalbibliographie; detaillierte bibliographische
Daten sind im Internet unter http://dnb.d-nb.de abrufbar.

1941 Wilhelm Andermann Verlag, Wien

Das Weltbild des Paracelsus

ISBN 978-3-939647-33-1
www.edition-pleroma.de
E-Mail: info@edition-pleroma.de

I

Die Grundlagen

DER FAUSTISCHE MENSCH, WIE ER DURCH Goethe seine endgültige Gestalt gewann, ist das Ergebnis eines Geisteskampfes, der sich über viele Jahrhunderte erstreckt hat. Die deutsche Seele des Mittelalters, die unter der Last ihrer religiösen Verpflichtungen fast erlag, von Schreckbildern umdroht und verängstigt, suchte Ruhe und Frieden in einer inbrünstigen Hingabe an Gott, ohne dabei vom kirchlichen Dogma eingeengt zu sein. Aus schüchternen Anfängen des zwölften Jahrhunderts entfaltete sich allmählich die Wunderblüte der deutschen Mystik, die im anonymen Frankfurter, in Meister Eckehart, in Suso und Tauler ihren Höhepunkt erreichte. Ihre Weltabgewandtheit entwickelte aber nur eine Seite der Seele, die betrachtende, während die gestaltende brachlag. Vor allem mußte es sich rächen, daß der Deutsche, der bisher in der Natur sein stärkstes Erleben gefunden hatte, sich von ihr nun abwandte. Daher setzten schon im vierzehnten Jahrhundert Impulse ein, die einen Zusammenhang mit der verlorengegangenen Natur wiederfinden wollten, nicht im Gegensatz zur Mystik, sondern als deren notwendige Ergänzung.

Dieses Vortasten in ein neues Gebiet, von dem man

aber instinktiv ahnte, daß es die Nährmutter aller Menschen ist, hat bei seinen ersten Versuchen etwas Ergreifendes in seiner Kindlichkeit. Dieses Streben gleicht dem unbeholfenen Tappen eines Menschen, der lange in der Finsternis geweilt hat und dessen Augen das Licht noch nicht vertragen. So ist es zu verstehen, daß uns Heutigen dieses Ringen unbeholfen erscheint, bizarr und verworren. Denn wir nehmen die wissenschaftlichen Errungenschaften des letzten Jahrhunderts als selbstverständlich an und können es uns nur schwer vorstellen, daß der Weg bis dahin ein dunkler und verschlungener war.

Dieses früheste Bemühen um Naturerkenntnis hatte andere geistige Voraussetzungen als unsere. Damals war die Logik noch nicht die alles beherrschende Geistesordnung, sondern stärker als sie wirkte das unbestimmte Gefühl, das den Menschen mit der ihn umgebenden Natur verband. Vielleicht wirkten die letzten Ausläufer der von Edgar Dacqué aufgezeigten Natursichtigkeit noch als lebendige Kraft weiter, vielleicht lebten in dem damals noch rein erhaltenen Blut die seit Jahrtausenden raunenden Typen der Anschauung noch weiter. Jedenfalls besaß das späte Mittelalter eine stärkere plastische Ausdrucksform des Geistes, der — sogar an den Hohen Schulen — nicht in leeren Abstraktionen dachte, sondern in allegorischen und sinnbildlichen Ausdrucksformen. Das eben ist wesentlich für diese Zeit, daß die offizielle Wissenschaft sich in einer ergebnislosen Begriffsmetaphysik zergrübelte, während in der breiten Masse des Volkes, völlig unberührt davon, alle Ausdruckskraft nur aus dem vertrauten Miterleben der Natur kam.

Einmal mußte aber die Zeit kommen, wo die anonymen Seelenkräfte des Volkes zum Durchbruch kommen mußten.

Im Volke war aber das Bestreben, die gewonnenen Erkenntnisse und Erlebnisse ins Allgemeine zu steigern und dadurch zum Wissen und Verstehen vorzudringen; dies zeigt vor allem die überaus weit verbreitete Vorliebe für das Allegorische und Belehrende. Das aber ist auch der Punkt, wo sich offizielle Wissenschaft und Volksempfinden berühren. Die Allegorie beherrscht das ganze Mittelalter. Jedes Ding hat nicht bloß seine gegenständliche Bedeutung, sondern ist darüber hinaus noch Träger eines allgemeinen Gedankens. Viele Volksrätsel und stehende Redensarten stammen noch aus dieser Zeit, noch heute lebendige Zeugen des mittelalterlichen sinnverknüpfenden Geistes.

Es wird daher das damalige Ringen um Naturerkenntnis, so gegenständlich das Ziel auch ist, im Ausdruck mit Allegorien überladen sein. Um also dort einzudringen, muß sich unser Geist zuvor gründlich umstellen: aus der ihm vertrauten rein logischen Welt muß er übergehen in eine Bewußtseinslage, in der sich der Mensch mit allen Kräften des Gemütes der Natur nähern will und die dann in der Darstellung der gefundenen Erkenntnis zur allegorischen Umschreibung greift.

Und schließlich darf der Untergrund von allem nicht vergessen werden, das religiöse Gefühl. Gerade die stärksten Geister, die in der kirchlichen Konfession wegen deren Weltentfremdung keine Befriedigung finden konnten, drängte es immer heftiger, ihr religiöses Gefühl in die Natur hinauszutragen, ohne priesterliches Mittlertum, die Seele ganz der Hingabe an Gott geweiht. Den Gott im Innern in Übereinstimmung zu bringen mit dem Gott in der Natur, dahin zielt ihr höchstes Streben. Und da kann es nur zwei Wege geben: den von außen nach innen, und den anderen, den von innen nach außen. Der erste erscheint als eine Vollendung der früheren Mystik und heißt ebenso wie diese, der zweite Weg heißt in der Sprache der Zeit Magie.

Mystik ist also vom vierzehnten Jahrhundert an nicht reine Seelenmystik, sondern Naturmystik, ist also etwas ganz anderes als unsere verschwommenen Vorstellungen darüber. Sie ist kein planloses Schwärmen einer verstiegenen Einbildungskraft, sondern das religiöse Bestreben, alles Erleben der Natur zurückzuführen zu Gott, und zwar zu dem Gott, der in der eigenen Seele wohnt.

Magie hingegen ist der umgekehrte Weg: aus der Seele hinaus in die Natur und dort die in der Seele als lebendig wirkenden Kräfte als ebenso wirkend zu erkennen, wobei der Seele die Gewalt zugesprochen wird, über die Naturkräfte Macht zu erlangen. Das hat mit unserer getrübten Vorstellung von Magie als Zauberei und krankhafter Verirrung des Geistes nichts zu tun und will nur besagen, daß das geistige Prinzip im Weltall dem materiellen als überlegen anerkannt wird.

Ferner, daß zwischen dem Weltall und meinem Ich ein festes Verhältnis besteht. Die kleine Welt in mir, der Mikrokosmos, ist nur ein verkleinertes, doch genaues Ebenbild der großen Welt außer mir, des Makrokosmos. Wenn ich also alle Kräfte in mir erkannt habe, habe ich damit nicht nur die ganze große Welt erkannt, sondern ich habe auch die Kraft erworben, auf die Welt außer mir zu wirken.

Ein solches Weltbild erklärt das Wesen des faustischen Menschen. Die scholastische Schulweisheit befriedigt ihn ebenso wenig wie das dogmatische Lehrgebäude der Kirche. Er will darüber hinaus und dabei sich selbst erleben. Er will nicht aus Büchern, sondern aus der Natur erfahren, „was die Welt im Innersten zusammenhält". Diese also erlebte Freiheit verschafft ihm ein Kraftgefühl, das seine inneren Fähigkeiten übersteigert, so daß er wähnt, bis an die Sterne greifen zu können. Seine ersten Gehversuche im neu gewonnenen Licht der Erkenntnis, die uns heute wie ein hilfloses Tappen erscheinen, hält er selbst für einen ungeheuren Fortschritt. Dadurch aber gerät er in Gefahr, sein Maß zu verlieren und sein Denken nicht zu einem abgeschlossenen Ende zu führen. Daher sind alle Gedanken dieser Zeit unvollendet geblieben wie die gleichzeitigen gotischen Dome. Und die kraftvollsten Persönlichkeiten haben den Charakter des Maßlosen, fast Übermenschlichen.

Und doch sind sie sich der Endlichkeit ihrer Kräfte bewußt. In den Tagen der Selbsterkenntnis beugen sie sich vor dem Unerforschlichen und begraben ihre kühnsten Gedanken in der Tiefe ihres Geheimnisses. Wie im gotischen Dom zielt ihre Himmelssehnsucht nach oben, die Demut des Herzens zieht sie aber in die Krypta der Versenkung zurück.

Daß sich die gleichgestimmten Seelen zusammenfinden, ist selbstverständlich. Die Mystik des Südens, die der Spiritualen und Fraticellen Toskanas, steigt über die Alpen, und umgekehrt, die mystische Ausdruckskunst des Nordens, die Gotik, erobert sich den Süden.

Während sich also die Mystik rein aus sich entwikkeln konnte und Seelenmystik und Naturmystik zu einer Einheit verwachsen konnten, hat sich die Magie als mittelalterliche Naturforschung mit verschiedenen fremdartigen Elementen vermischt und einen absonderlichen Charakter angenommen, der alle Schattierungen bis zur unverständlichen Verstiegenheit aufweist. Auf Geheimwegen, die auch heute noch nicht völlig bekannt sind, drangen durch Vermittlung von Arabern, Juden und Levantinern Überreste der griechischen, persischen, ägyptischen und chaldäischen Zauberkunst in das magische Weltbild des Nordens ein, wurden mißverstanden, umgeformt und zusammengezogen, so daß ein chaotisches Gewoge der verschiedenartigsten Elemente entstand, welches bald das echte Streben nach Naturerkenntnis überwucherte. Aber wer sich die Mühe nimmt, kann als Ausgangspunkt all dieser Wucherungen fesselloser Phantasie ein Körnchen Wahrheit finden.

Es ist hier nicht der Ort, einen Abriß der Entwicklung von Mystik und Magie zu geben, doch nur soviel soll angedeutet werden, daß diese beiden Begriffe, ihrer anrüchigen Nebenbedeutung entkleidet und auf ihre ursprüngliche Bedeutung zurückgeführt, das Hauptproblem des Mittelalters überhaupt bilden. Je inbrünstiger die Sehnsucht nach immer tieferer Naturerkenntnis wird, desto inniger klammert sich der menschliche Geist an die vom Zauber des Geheimnisvollen umwobenen Vorstellungen, wobei ihn das Experiment zu immer weiteren Folgerungen führt.

Das Experiment ist das erste große Wagnis, das den mittelalterlichen Menschen in die Geisteswelt der Neuzeit hinüberführt. Hier sind die ersten Versuche gleichfalls ein Tappen auf unbekanntem Gelände. Was Wunder, daß er die alten Hilfsmittel benützt, um weiter zu kommen, nämlich Mystik und Magie. Namentlich die letztere gewinnt eine selbständige Sonderform in der Alchemie. In ihr bricht der moderne Geist zum erstenmal durch, da er durch die eigene Erfahrung zu den Ur- und Hintergründen der Natur vorstoßen will. Auch hier ist die Allegorie seine Ausdrucksform, die bei Geistern zweiten Ranges sogar zum Mittelpunkt wird.

Von ihr wird später ausführlich gehandelt werden. Einleitend möge hier nur bemerkt werden, daß auch sie ebenso wie Mystik und Magie von der üblen Nebenbedeutung befreit werden muß, als ob es sich bei ihr ausschließlich um Goldmacherei handelte. Im Gegenteil, sie ist vor allem ein seelischer Prozeß, der eine

Läuterung des Erkenntnisweges bezweckt. Als Nebenfolge ergibt sich dann nach dem Grundsatz von der Korrespondenz zwischen Mikrokosmos und Makrokosmos eine Läuterung der Naturerkenntnis mit der magischen Folgerung der Naturbeherrschung. In ihr ist ein weitgespanntes philosophisches System entwikkelt, das absichtlich mit allegorischer Dunkelheit überladen ist, um Unberufene fernzuhalten. Als letztes Element, das den Beginn der Neuzeit maßgebend beeinflußte, dringt der immer stärker werdende Einfluß der Antike vor mit der damit verbundenen starken Betonung der Persönlichkeit. War Aristoteles früher durch arabische Gelehrte und die Scholastik in seinen Grundzügen bekannt, so tritt nun Plato und seine Umgestaltung im Neuplatonismus in Erscheinung, natürlich nur in solchen Gedanken, die leicht in den mystischen Gedankenbau eingebaut werden konnten. Namentlich die Umgestaltung platonischer Gedanken durch Marsilius Ficinus wirkte sich stark aus.

Schließlich wäre noch ein Einfluß der Vorsokratiker in Erwägung zu ziehen, zwar nicht direkt, aber auf dem Umweg über die Kirchenväter. Wieviel von Heraklit, Zeno oder Parmenides ist in den Stromata des Clemens von Alexandrien enthalten! Wieviele Anregungen konnten Wissensdurstige aus diesen zerstreuten Bruchstücken heidnischer Weisheit empfangen! Eine gründliche Untersuchung darüber steht noch aus.

Wie dem auch sein mag, schon im fünfzehnten Jahrhundert ist die Zielrichtung des deutschen Geistes klar erkennbar. Er strebt dahin, die Seele aus der beklemmenden Enge der kirchlich genehmigten Wissenschaft hinauszuführen in ein neues Land des Erkennens. Die Natur ist ihm nicht mehr ein einmalig Geschaffenes, sondern die immer neu schaffende und gebärende Urmutter, zu der die verlorenen Kinder zurückkehren und um deren Liebe sie im Stammeln werben. Nicht mit dem Verstand ist sie zu erreichen, sondern mit dem Gefühl einer grenzenlosen Hingabe.

Alle diese Elemente, getragen von einer kraftvollen Persönlichkeit eigenwilliger Prägung, erscheinen in Paracelsus vereinigt. Aber was ihn von anderen faustischen Naturen des ausgehenden Mittelalters unterscheidet, ist sein Blick in die Zukunft. Denn während die anderen in den Labyrinthen der Alchemie, Mystik und Magie herumtaumeln, sind ihm diese Disziplinen nur die von der Zeit gegebenen Ausdrucksformen, um seinen Forscherdrang zu befriedigen. Darüber hinaus sieht er das eigentliche Problem: die Stellung des Menschen in der Natur. Und dieser Standpunkt macht ihn zum Arzt, dem der menschliche Körper ein Heiligtum ist, dessen Erkenntnis einem Gottesdienst gleichkommt.

Dem von der Kirche verachteten Menschenleib wird durch Paracelsus seine Würde zurückgegeben. Denn seine Heiligung bedingt seine Heilung.

Diese gedrängt gegebene Übersicht über die Struktur und die Grundlagen des Faustischen an der Wende des Mittelalters zur Neuzeit darf aber nicht zu dem

Gedanken verführen, daß Faust und Paracelsus ein und derselbe wären. Ebenso abwegig wäre es — wie dies auch geschehen ist — Hohenheim und Luther gleichzusetzen und in ihm eine Art von naturforschendem und heilendem Luther zu sehen. Denn wenn auch unser Meister einiges mit Faust, Luther und vielleicht mit Matthias Grünewald gemeinsam hat, so ist er doch eine so eigenwillig starke Persönlichkeit, daß er einzigartig in der ganzen Geistesgeschichte dasteht, mit niemandem vergleichbar. War doch sein Wahlspruch: „Alterius non sit, qui suus esse potest“: wer ein eigener sein kann, soll keinem anderen angehören.

Vor allem trennt ihn von Faust ein gewaltiger Unterschied. Fausts Wesenskern ist das Streben, Hohenheims aber das Erfahren, und zwar im wörtlichsten Sinn: Wissen auf Grund von Beobachtung der verschiedensten Tatsachen in den verschiedensten Himmelsstrichen. Wissen durch Bewegung, Reisen, Reiten, Fahren: Er-Fahrung. Faust ist ein Stubenhocker, den ein Spaziergang im Freien lyrisch stimmt, denn er ist ihm etwas Ungewohntes. Paracelsus aber ist ständig unterwegs und erlebt daher täglich seinen Osterspaziergang. Dadurch ist Faust bis knapp an sein Ende ichbezogen, lebt nur für sich und sein Streben, während Paracelsus als Bekenner und Eiferer seiner Weltanschauung den Schatz seiner Erfahrungen allen Menschen ohne Unterschied zukommen läßt. Denn er ist der letzte aus der Reihe der großen Heilbringer, die aus mythischer Urzeit bis in die Gegenwart ragen. Und wie sie ist er niemals um sich selbst bemüht —

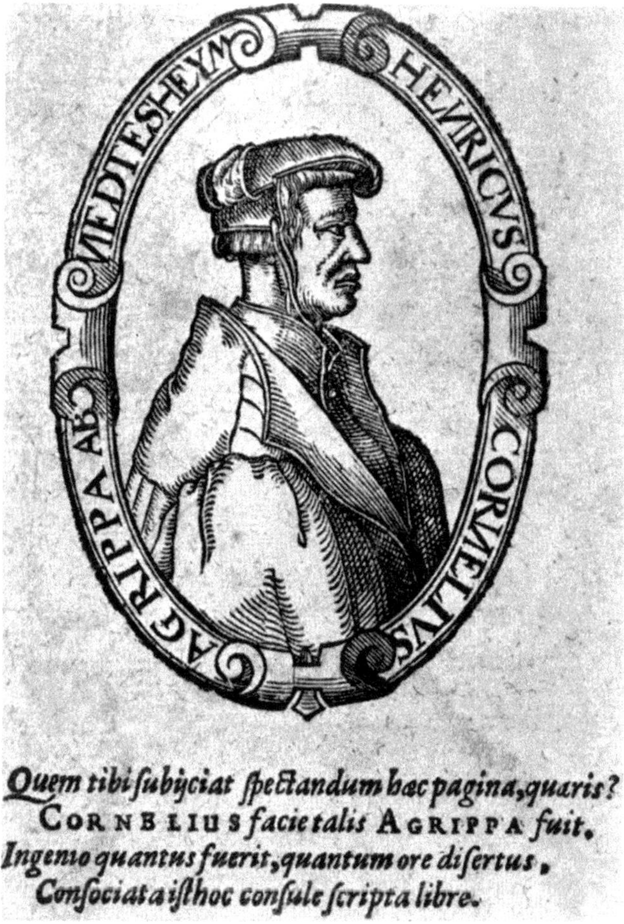
HENRICVS CORNELIVS AGRIPPA AB
Quem tibi ſubijciat ſpectandum hæc pagina, quaris?
CORNELIUS facie talis AGRIPPA fuit.
Ingenio quantus fuerit, quantum ore diſertus,
Conſociata iſthoc conſule ſcripta libre.

AGRIPPA VON NETTESHEIM

Anonymer Holzschnitt

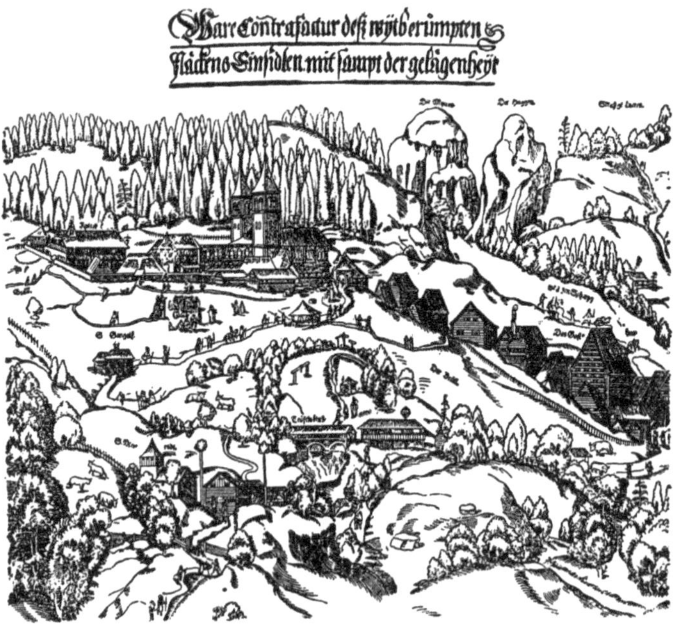
Ware Contrafactur deß wytberümpten
fläckens Einsidlen. mit sampt der gelägenheyt

EINSIEDELN IM JAHRE 1577

Nach einem Holzschnitt in der Stadtbibliothek Zürich

seine eigenen Leiden sind ihm selber unwichtig —, sondern nur um die Kräfte in sich und um sich, die er zum Heile der anderen anwendet.

Welch eine Weite steckt in ihm im Vergleich zu Faust, der erst nach seiner Erblindung sehend wird, worauf es auf Erden ankommt! Denn hinter Hohenheim steht die ungeheure Summe jahrtausendalten unterirdischen Wissens um die Naturkräfte, dessen letzter Ausdruck er geworden ist, bevor es endgültig erloschen. Denn nur so ist es zu verstehen, daß er Träger eines fast unerschöpflichen Wissens sein konnte. In ihm sind die alten raunenden Quellen der Vergangenheit noch einmal aufgebrochen; in ihm hat die Hellsichtigkeit eines Urzeitpropheten alles Ahnen, Wittern und Erraten der geheimen Naturkräfte noch einmal zusammengefaßt.

Fast will es scheinen, daß dies Wissen geheimer Urväterweisheit in ihm die Schwerfälligkeit seines sprachlichen Ausdrucks bewirkt hat. Unsere heutige Sprache hat ihre einstige wortbannende Kraft verloren. Wie kann sie da noch geeignet sein, Zusammenhänge des urtümlichen Schauens in das Reich unserer klaren Wortlogik überzuführen? Daher klagt Paracelsus, daß er „stammlet" ebenso wie ein Mystiker, der die Fülle seiner inneren Gesichte nicht durch das unzulängliche Wort bewältigen kann.

So gewinnt man den Eindruck, daß Paracelsus davon wußte, der letzte einer langen Reihe zu sein. Aber gleichzeitig war er davon überzeugt, der erste einer neuen Zeit zu sein. Denn er bricht bewußt mit dem

Mittelalter, wo es sich um die Überwindung von dessen erstarrtem Formalismus handelt. Deshalb lehnt er das Galenische Heilsystem und das Gelehrtenlatein ab, und er ist der erste, der auf einer Universität in deutscher Sprache vorträgt. Die neue Zeit wird eine Zeit der starken Persönlichkeit sein. Doch ist diese ihm nicht Selbstzweck, sondern nur ein Mittel, um den anderen um so besser helfen zu können.

Aus dieser Zwischenstellung erklärt es sich, warum Hohenheim bis heute im Zwielicht der Geschichte steht, während Luther, Faust und Grünewald zu klar umrissenen Erscheinungen geworden sind. Denn in ihm sind die scheinbar größten Gegensätze vereinigt: uraltestes Naturwissen aus vorgeschichtlicher Zeit und hellsichtige Ahnung des Zukünftigen. Wie sollte das auf einen Nenner gebracht werden? Wäre wenigstens seine Sprache klar und einfach wie Luthers Deutsch! Aber bei ihm kollert und poltert alles wild durcheinander wie ein entfesselter Wildbach, daß es ein Wortgetöse ergibt, bei dessen Anhören einem die Sinne vergehen. Dankbar klammert sich der Leser an einen Wortblock, auf dem er festen Halt finden kann.

Man spürt die Schwerzüngigkeit eines Genies, das mehr aussagen will, als für seine Zeit schon wortreif ist, aber auch die Anstrengung eines Menschen, Zustände aus verschütteten Seelentiefen wieder ans Tageslicht des Erkennens zu bringen.

Und doch ist, wenn man genauer hinhört, jeder Satz von verhaltener Kraft geladen, voll bildhafter Anschaulichkeit, die aus dem Volksempfinden geschöpft ist und himmelweit verschieden von der glatten Gelehrtensprache seiner Zeit ist. Man spürt, daß seine Bücher im Eifer geredet sind, daß sie nach heutigen Begriffen keine Literatur sind. Doch sie sind Dichtung, ungefüge und groß wie eine Urweltsaga. Man riecht es dem Stil an, daß Paracelsus sich mehr bei einfachen Leuten, Schäfern, Landfahrern und Bauern umgesehen hat als bei den feinen Leuten seiner Zeit, daß er unter Tannenzapfen aufgewachsen ist. Deshalb ist er einen wilden Waldgeruch zeitlebens nicht losgeworden.

Es wäre daher ein unsinniges Unterfangen, Paracelsus zum Humanisten zu stempeln, bloß deshalb, weil er zur Zeit des Humanismus gelebt und einige Züge mit den Humanisten gemein hat. Nein, er ist Gotiker, Vor- und Nachgotiker zugleich, eine der deutschesten Gestalten des ganzen deutschen Geisteslebens, die wie eine Sagengestalt in unsere Zeit hinüberreicht, umwittert vom Geheimnis ihrer Unergründlichkeit.

Und dennoch ist er klares Licht und für jedermann verständlich. Denn er empfindet die Welt genau so wie wir: nicht als einen Haufen von Stoffen, sondern als ein sinnvolles Ganzes von Kräften.

In diesem System sind ihm zwei Pole die wichtigsten: der Mensch auf der einen Seite und Gott auf der anderen. Alles, was dazwischen liegt, ist Natur. Je inniger ich in sie eindringe, desto mehr erlebe ich Gott. Hält man sich diese Grundregel vor Augen, so wird Hohenheim für jedermann klar. Nur muß man sich davor hüten, die Natur im Sinne Goethes Gott gleichzusetzen. Gott ist wohl die Summe aller Naturkräfte, aber darüber hinaus noch etwas Unergründliches, vor dem sich der Mensch in stiller Verehrung beugen muß.

Ist also der Grundkern einfach wie bei allen wirklich Großen, so darf man nicht vergessen, daß wir bei Paracelsus in einer Welt sind, wo sich unendlich viele Kräfte zwischen den Polen Mensch—Gott bewegen, einander überschneiden, ergänzen oder aufheben; daß wir nicht eine Welt der Ruhe vor uns haben, die wir in Muße betrachten können, sondern daß wir uns in einem dauernden Fließen befinden, in Strömen von Kräften, in Wirbeln, die uns fortreißen, wenn wir nicht mit beiden Füßen auf unserer Erde stehen.

Und nun verstehen wir, warum sich Paracelsus mit allen Sinnen an die Erde festklammert und warum er auch nach den höchsten Geistesflügen im Bereich des Unsagbaren immer wieder zu den Gesetzen der Erde zurückkehrt, auf der er nicht ein fremder Gast ist, sondern die ihm eine liebende Mutter ist, die den heimgekehrten Sohn immer liebevoll aufnimmt.

Bevor wir uns eingehender in das Leben und in das Weltbild Hohenheims vertiefen, kann es nützlich sein, zuerst eine ähnlich geartete Persönlichkeit kennenzulernen, die man in gewissem Sinne als eine Art von Vorläufer bezeichnen kann. Dadurch wird auf den Meister hingeleitet, aber gleichzeitig lernt man eine allgemeine geistige Grundhaltung kennen, die das späte Mittelalter kennzeichnet.

II

Vorläufer des Paracelsus

UNTER DEN GROSSEN IST AUSSER PIETRO da Abano vor allem Heinrich Cornelius Agrippa von Nettesheim zu nennen. Seine „Philosophia occulta" (Erstdruck 1530, Antwerpen) ist gewissermaßen das Kompendium der gesamten mittelalterlichen Magie. Diese vier Bücher muten beim ersten Anblick verworren und unlesbar an, aber bei genauem Studium entdeckt man ein großangelegtes System, das alle vorhandenen magischen Methoden einheitlich zusammenfaßt und ein Weltbild darstellt, das in seiner Geschlossenheit einzigartig dasteht. Agrippa kennt die Kirchenväter, alle alten Philosophen und Naturforscher, aber vor allem das Wesen der Geheimlehren. Seine Belesenheit ist geradezu erstaunlich.

Agrippa wurde am 14. September 1486 zu Köln geboren. Seit der frühesten Jugend vertiefte er sich in das Studium der okkulten Wissenschaften; er war Arzt, Jurist, Theologe, Diplomat und daneben auch kaiserlicher Feldhauptmann, der auf dem Schlachtfeld zum Ritter geschlagen wurde. Im Jahre 1507 zieht er nach Paris, wo er eine Gesellschaft zum Studium der Alchemie gründet. 1510 finden wir ihn in Würzburg bei dem berühmten Trithemius, dem nachmaligen Abt von

Sponheim und Lehrer des Paracelsus. Trithemius ermuntert Agrippa, die Summe seiner okkultischen Studien in einem Werk niederzulegen. So entstand die „Philosophia occulta". Auf Einzelheiten dieses riesigen Werkes einzugehen, ist hier nicht der Platz. Es kann hier nur gesagt werden, daß Agrippa durch sein Werk in den Ruf eines Schwarzkünstlers gelangte und daß sein Schüler Johannes Wierius sich in seinem Werke „De praestigiis Daemonum" alle erdenkliche Mühe gab, seinen Lehrer von allen Anschuldigungen zu reinigen. Jedenfalls ist die Philosophia occulta eine Fundgrube magischen Wissens, vor allem durch ihre Symbolik, die astrologischen und alchemistischen Angaben, die Lehre von den Signaturen und die Zahlenmagie, so daß auch moderne Forscher auf Agrippa zurückgreifen müssen. Nebenbei sei nur bemerkt, daß er ein glänzender Mathematiker gewesen sein muß; alle bekannten magischen Quadrate, auch die des Paracelsus, gehen auf ihn zurück. Authentisch von ihm sind nur die ersten drei Bücher, das vierte ist wahrscheinlich unterschoben.

Agrippa nimmt die schon in den Evangelien erwähnte Dreiteiligkeit der Welt wieder auf und teilt sie in eine körperliche (corpus), eine seelische oder astrale (anima) und eine geistige (spiritus). Als Vermittler dieser drei Welten, die ineinander aufgehen, ist der Weltgeist tätig. Er sagt über ihn (Ph. occ. I. 14): „Es ist der Weltgeist, durch welchen die himmlischen Seelen die groben Körper bewohnen und ihnen wunderbare Gaben mitteilen können. Der Weltgeist wird als Quinta

Essentia bezeichnet, weil er nicht aus den vier Elementen besteht, sondern als ein fünftes über und außer denselben existiert. Dieser Geist ist ein Weltkörper gerade von solcher Form wie unser Geist im menschlichen Körper, denn wie die Kräfte unserer Seele durch den Geist den Gliedern sich mitteilen, so wird alles mittels der Quinta Essentia von der Kraft der Weltseele durchströmt. Es ist nichts in der ganzen Welt, das nicht einen Funken ihrer Kraft hätte; am stärksten fließt sie aber in solche Dinge, die von jenem Geist in reichlichem Maße besitzen." Diese fünfte Essenz zeigt sich in den Kristallen als geometrisches Prinzip, in den Pflanzen als vegetative Kraft, im Tier als Empfindung und im Menschen als Vernunft (ratio). Sie ist auch der Träger aller Erscheinungen, die wir als okkult bezeichnen, weil sie wissenschaftlich noch nicht faßbar sind, wie Telepathie, Spiritismus, Levitation, Hypnose und dergleichen. Auch die Phänomene der Hexen werden dadurch geklärt. Die Quintessenz wird durch die menschliche Seele zur Aktivität veranlaßt, und in dieser Gewalt, die sie dadurch über die Materie gewinnt, liegt der Grund der Wirksamkeit der Charaktere, der Bilder, Zauberformeln und gewisser wunderbarer Experimente. „Alles, was die Seele tut und angibt, seien es nun Charaktere, Figuren, Worte, Reden, Gebärden und andere dergleichen Dinge, unterstützt das Verlangen der Seele und erhält wunderbare Kräfte." (Ph. occ. I. 67.)

Man sieht also, daß seine Philosophie innerhalb der Naturwissenschaft bleibt, d. h. seine „Weltseele" ist der Träger und Mediator aller jetzt noch als okkult angesprochenen Phänomene. Diese Weltseele, die dem Akasha der Hinduphilosophie und dem ewigen Feuer Heraklits entspricht, muß als Zwischending zwischen Körperlichem und Geistigem angesehen werden, weil sie beides gleicherweise in sich enthält. Infolge ihrer fluidischen Natur wird sie als ein Feuer bezeichnet, das aber entgegengesetzt dem irdischen Feuer, welches zerstört und verzehrt, erneut und schafft. Der Stein der Weisen, der Lapis, ist nichts anderes als eine irdisch sichtbare Konzentration der Weltseele und hat, da diese selbst das Vollkommenste und Reinste ist, auch die Fähigkeit, alle Metalle, die mit ihm in Berührung kommen, gleichfalls zu vervollkommnen. Da nun das Gold, das Symbol der Sonne, das edelste Metall ist, verwandelt der Lapis niedere Metalle in Gold. Darin liegt das Wesen der Transmutationen und Tingierungen. Es ist daher das Streben aller mittelalterlichen Philosophen, sich der Weltseele, des astralen Feuers oder, wie es bei Paracelsus und den Paracelsisten heißt, des Elektro-Magikons, zu bemächtigen. Nun ist dieses Elektro-Magikon vermöge seiner stofflichen Feinheit physikalisch überhaupt nicht zu fassen, der Mensch kann ihm nur mittels seiner seelischen Kräfte näherkommen; ja die Seele selbst ist ein Teil des astralen Feuers und also besser befähigt als der Körper, mit der Weltseele in Verbindung zu treten. Im Körper ist sie wohl auch, aber dumpf, von der Materie erdrückt und regungslos, erst in der Seele kann sie sich dynamisch frei entfalten. Es ist also das Bestreben aller Philosophen des Mittelalters darauf gerichtet, die Kräfte der Seele zu entwickeln, um mit ihrer Hilfe auf der höchsten Stufe in Verbindung mit der Weltseele zu treten. So neigt eine Philosophie, die ursprünglich Körper und Seele als gleichberechtigt anerkannte, immer mehr dazu, das spirituelle Element in den Vordergrund zu rücken. So sagt Agrippa von den Kräften der Seele: „Ihr wohnt eine Kraft inne, die Dinge und Menschen zu verwandeln, zu verhindern und an das zu fesseln, was sie verlangt. Alle Dinge gehorchen ihr, wenn ihre Kraft oder Leidenschaft eine bedeutende Höhe erreicht, so daß sie diejenigen bewältigt, welche sie bindet. Denn das Obere bindet das Untere und zieht es an sich; das Untere wird dem Oberen gleich verändert oder affiziert. Auf ähnliche Weise kann der Mensch, wenn er sowohl durch Leidenschaften seiner Seele als auch durch die gehörige Anwendung natürlicher Dinge sich himmlischer Gaben teilhaftig gemacht hat, einen weniger Starken bannen und zum Gehorsam zwingen ... Die Wurzel dieses Bannes aber ist ein starkes und bestimmt ausgesprochenes Verlangen der Seele unter Beihilfe des himmlischen Einflusses." (I. 68.)

Wie man sieht, ist der Zweck deutlich ausgesprochen. Das unterscheidet ja am deutlichsten Magie von Mystik, daß es der ersteren um die Durchführung einer Wirkung — wenn auch in edler Absicht — zu tun ist, während die Mystik auf alle Beweise und Verwirklichungen verzichtet und nur im Aufgehen der Seele in Gott, in der Vergottung des Menschen, ihr höchstes Ziel erblickt.

Wer also sich wirklich innerlich so hoch entwickelt hat, daß er in der Weltseele und die Weltseele in ihm aufgegangen ist, ist wahrhaft zum Beherrscher aller diesseitigen und jenseitigen Welten geworden. Es ist ohneweiters klar, daß eine solche Macht nur dem Reinsten gegeben wird. Agrippa schreibt darüber: „Die magische Gewalt setzt beim Menschen eine große Würdigkeit voraus, denn unser Gedanke, unsere höchste Geisteskraft, ist allein der Wundertäter in uns. Wenn dieser nun allzusehr in die Gemeinschaft des Fleisches eingesenkt und mit der sinnlichen Seele unseres Leibes beschäftigt ist, verdient er keine Herrschaft über die göttlichen Substanzen, und darum auch suchen soviele vergebens in dieser Kunst zu wirken. Wir müssen daher, wenn wir nach einer solchen hohen Würde streben, hauptsächlich zweierlei betrachten: erstlich, auf welche Weise wir uns der fleischlichen Begierden und der materiellen Leidenschaften unserer Sinnlichkeit entledigen, und zweitens, wie und auf welchem Wege wir zur reinen, mit göttlichen Kräften ausgestatteten Geistigkeit uns erheben können. Nur so werden wir glücklich zur Erforschung der Geheimnisse und zur Vollbringung wunderbarer Wirkungen gelangen, denn darin besteht die ganze Würdigkeit, welche Natur, Verdienst und eine gewisse religiöse Übung verleihen. Die natürliche Würdigkeit ist eine möglichst gute Disposition des Körpers und seiner Organe, welche die Seele nicht durch die Dichtigkeit der Materie verfinstert und ihr durch keine Störung und dicke Feuchtigkeit schadet. — Wem aber die Natur nicht so günstig ist, der muß diesen Mangel durch Erziehung, durch eine geeignete Lebensweise und durch einen glücklichen Gebrauch natürlicher Dinge ersetzen, bis er zur nötigen inneren und äußeren Vollkommenheit gelangt." (III. 3.)

Wenn nun ein Mensch wirklich diesen Höhepunkt erlangt hat, müssen wir fragen: ist er dann noch ein Teil der Natur oder schon übernatürlich? Auf diese Frage, die heute ebenso aktuell ist wie damals, antwortet Agrippa folgendermaßen: „Ist nun die höchste Stufe der mystischen (d. h. in unserem Sinne magischen — Agrippa gebraucht die Worte mystisch und magisch als synonym) Entwicklung erreicht, so zieht unser auf den höchsten Gipfel des Seelenlebens gestellter reiner und göttlicher Geist, von religiöser Liebe brennend, mit Hoffnung ausgerüstet und vom Glauben geleitet, die Wahrheit an wie in dem Spiegel der Ewigkeit. Daher kommt es, daß wir, in der Natur stehend, das, was über der Natur ist, erkennen und alle Dinge unserer Welt wissen, nicht nur die seienden und gewesenen, nein, wir erhalten auch Weissagungen von den früher oder später werdenden. Überdies eignet sich nicht nur in den Wissenschaften und Künsten oder in den Weissagungen der Geist eine derartige göttliche Kraft an, sondern er erhält auch eine wunderbare Macht, die Dinge durch seinen Befehl zu verändern. Daher kommt es, daß wir, obwohl in der Natur stehend, bisweilen über die Natur herrschen." (III. 6.)

Nun ist aber dieses Streben nach dem Absoluten durchaus keine vage Gefühlsschwärmerei, sondern gründet sich durchaus auf die Kenntnis der Natur und vor allem der Mathematik. Man sieht daraus, daß hier die Tradition der Pythagoräer weiterwirkt und die Zahlensysteme der Gnostiker, die auf das Bibelwort zurückgehen: „Deus omnia disposuit in numero, rhythmo et mensura“, Gott hat alles eingeteilt nach Zahl, Rhythmus und Maß. Agrippa sagt im dritten Buch: „Mathematische Wissenschaften sind, als mit der Magie verwandt, für diese so unentbehrlich, daß, wer ohne solche zu besitzen, Magie treiben zu können glaubt, sich auf ganz falschem Wege befindet, sich umsonst abmüht und nie zu einem Ziele gelangt. Denn was es immer auch für untergeordnete natürliche Kräfte geben mag, so bestehen sie doch alle nur durch Zahl, Gewicht, Maß, Harmonie, Bewegung und Licht und sind von diesen abhängig.“

Agrippa legt der Zahl einen Substanzwert bei, welcher die Korrespondenzen zwischen den einzelnen Welten vermittelt. Hierin stützt er sich durchaus auf die Kabbala, deren System bei ihm zum Schlüssel aller Geheimnisse geworden ist. Es würde zu weit führen, wenn ich hier auf seine Zahlenmagie genauer eingehen wollte. Wichtig für die kommenden Zeiten war nur seine Methode, jedem Planeten und jedem Metall eine gewisse Zahl zuzuschreiben und ihre Beziehungen untereinander und ihre Kräfte zahlenmäßig zu erfassen. Es ist also möglich, ein ganzes Weltbild in Zahlen auszudrücken, eine Astrologie und Alchemie in Zahlen zu schreiben. Man muß sich immer vor Augen halten, daß alle magischen Disziplinen, Alchemie, Astrologie, Mantik und die okkulten Phänomene eine untrennbare Einheit bilden, daß keine von ihnen für sich allein bestehen kann und alle eigentlich eines und dasselbe sind, nur unter verschiedenen Aspekten. Wer in den Werken Agrippas blättert, wird vielleicht manches als mathematische Spielerei belächeln und mit den Figuren und Zahlenquadraten nichts anfangen können, wie auch der Laie vor einem modernen chemischen Buch ratlos ist; aber man muß die ganze Symbolik und die vielen Allegorien verstehen, ehe man ein Urteil fällt.

Ebenso wie die Zahl ist das Wort beim Aufbau der Welt tätig. Das Wort in seinem metaphysischen Sinn ist gleichfalls ein Verbindungsglied zwischen Seelischem und Körperlichem und hat wie die Zahl die Funktion, die Seele zur Weltseele zu führen. Hier wird die Spekulation Agrippas manchmal verworren; besonders natürlich, wenn er auf kabbalistische Methoden zurückgreift.

Die Lehre von den Beziehungen des Mikrokosmos zum Makrokosmos, die später von Jakob Böhme und besonders von Immanuel Swedenborg genauer ausgeführt wurde, sucht bei Agrippa besonders das Verhältnis des menschlichen Leibes zu den Zahlen der Planeten zum Ausdruck zu bringen. Die verschiedenen Körperhaltungen, in welche geometrische Figuren eingezeichnet sind, stellen einen Ausdruck verschiedener kosmischer Kräfte dar. Bei keinem Philosophen des Mittelalters wird die Übereinstimmung von Mikro- und Makrokosmos so häufig und so mathematisch genau zum Ausdruck gebracht wie bei Agrippa. Da alles am Körper Ausdruck der Seele ist und diese die Form des Körpers im Sinne des Konzils von Vienne (1311—1312) ist, sind ihm Physiognomik und Chiromantik exakte Wissenschaften.

Merkwürdig ist, daß er von der Medizin verhältnismäßig wenig sagt. Hingegen behandelt er sehr ausführlich das Leben nach dem Tode, worin er sich den Anschauungen der Kirche anschließt. Interessant ist seine Theorie der Geisterkunde, in der er von den Wesenheiten spricht, die man gewöhnlich Geister oder Gespenster nennt. Meist handelt es sich in solchen Fällen um die Seelen derjenigen, die im Erdenleben mehr Böses als Gutes getan haben. Agrippa erzählt davon: „Hat die Seele Böses getan, so richtet sie der Geist. (Man beachte den Unterschied anima—spiritus.) Diese Seele schwebt nun ohne den Geist in der Unterwelt als ein Gespenst umher, das die Alten „Bild", Είδωλον, nannten. Eine solche des geistigen Wesens verlustige und der Herrschaft der rasenden Phantasie (der Astralwelt) überlassene Seele wird auch Martern von körperlicher Art unterworfen. — Sie nimmt manchmal einen luftigen Körper an und sucht, in diesen eingehüllt, bei ihren Freunden Rat oder verfolgt ihre Feinde. Da nämlich nach der Trennung der Seele vom Körper die Affekte sowie Gedächtnis und Gefühl zurückbleiben, so sollen, wie die Platoniker sagen, besonders die Seelen von Ermordeten ihre Feinde verfolgen. — Die unreinen und fleischlich gesinnten Seelen aber, welche mit Sünden beladen aus diesem Leben gehen, werden von keinen glücklichen Träumen gewiegt, sondern, von schrecklichen Gespenstern getrieben, schweifen sie an unglücklichen Orten umher, genießen keine freie Erkenntnis, sondern nur insoweit sie ihnen zugelassen oder ihnen etwas offenbart wird. Da ihre sinnlichen Triebe sie nicht verlassen, sind sie infolge ihrer körperlichen Befleckung (d. h. infolge ihres unreinen Astralleibes) auch dem Gefühl des Schmerzes unterworfen." (III. 41.)

Alle diese Gedanken treten später bei van Helmont und Paracelsus wieder auf, wo eine ähnliche Geisterlehre genauer behandelt wird. Alle die grauenhaften Vorstellungen von gequälten und quälenden Seelen, von Larven und Lemuren, werden von Agrippa ausführlich behandelt. Er behauptet: „Eine unreine Menschenseele, die in diesem Leben allzusehr dem Körperlichen anhing, die innigste Neigung zu dem elementaren Körper hatte, bildet sich aus Dünsten der Elemente einen anderen Körper (besonders aus Blut. Anm. d. V.), indem sie aus solcher bildsamen Materie wie durch einen Atemzug einen Schattenkörper annimmt, der nach dem göttlichen Gesetz gleichsam ihr Körper und ein sinnliches Organ ist. — Solche Körper beleben sie aber dann nicht als wesentliche Formen, sondern bewohnen dieselben als Fremdlinge wie einen Kerker, oder sie hängen mit ihnen zusammen wie ein Beweger mit dem Bewegten." (III. 41.) Das sind Vorstellungen, die in den Sagen aller Völker wiederkehren. Vergleiche das Kapitel über Gespenster in Grimms Deutscher Mythologie und die vielen Werwolf- und Vampirsagen besonders der slawischen Völker.

Es ist nun möglich, mit solchen Astralwesen in Verbindung zu treten — wovor Agrippa wie alle Magier eindringlich warnt —, indem man ihnen entweder

Gelegenheit gibt, einen fluidischen Körper anzunehmen, oder sie durch Räucherungen herbeilockt und zwingt, sichtbar zu werden. Hier beginnt das Kapitel der Beschwörungen, Inkantationen und Evokationen, mit einem Wort das ganze grauenhafte Gebiet der Nekromantie.

Diese nur in groben Umrissen skizzierte Weltanschauung Agrippas von Nettesheim mag die Struktur des mittelalterlichen Menschen veranschaulichen und auf Paracelsus vorbereiten. Das frühe Mittelalter weiß von derartigen Dingen noch nichts; die ganze philosophische Welt liegt noch zu sehr im Bann der aristotelischen Geistesmechanik. Die großen Systematiker der Scholastik waren eben Rationalisten und alles andere als Mystiker. Ihre Welt ist eine streng logische; die Vernunft als eine den Menschen von Gott gegebene Gabe ist zureichend für eine als sicher zu erkennende Wahrheit. Gestützt wurde die Scholastik auch von der arabischen Philosophie, die nichts anderes als ein verkappter Aristotelismus mit einer deutlichen Tendenz zum Materialismus war.

Erst vom Anfang des 13. Jahrhunderts an begann sich eine rein spiritualistische Gegenströmung bemerkbar zu machen, die Mystik, der wohl die akademische Anerkennung versagt wurde, die aber auf die Volksmassen eine tiefe Wirkung ausübte, während die Scholastik nur eine Angelegenheit der gelehrten Kreise blieb. Mit dem Zerfall der Scholastik in der Frührenaissance gelangte die Mystik aus ihrem Schattendasein zu immer höherer Geltung, bis sie im Jahrhundert der

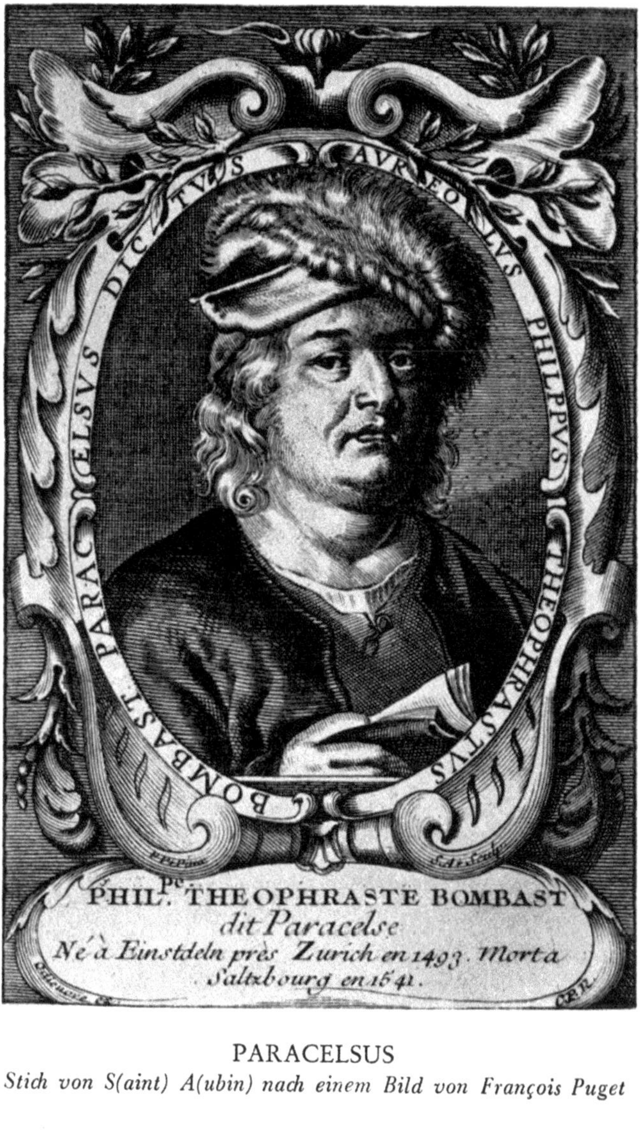
AVREOLVS PHILIPPVS THEOPHRASTVS BOMBAST PARACELSVS DICTVS
PHIL.Pe. THEOPHRASTE BOMBAST
dit Paracelse
Né à Einstdeln près Zurich en 1493. Mort à
Saltzbourg en 1541.

PARACELSUS

Stich von S(aint) A(ubin) nach einem Bild von François Puget

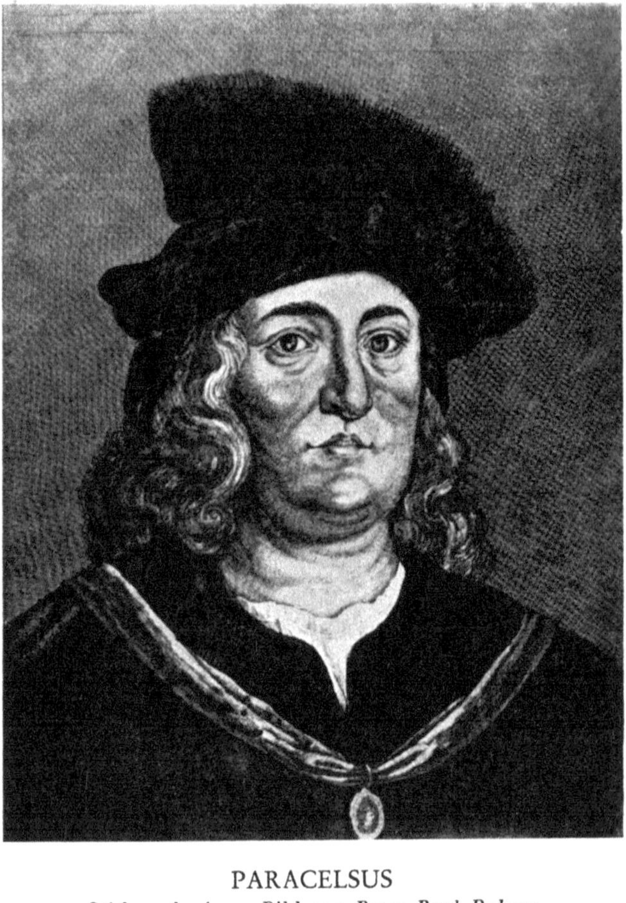

PARACELSUS

Stich nach einem Bild von Peter Paul Rubens

Reformation zum stärksten Faktor des Geisteslebens geworden ist. Natürlich kam mit ihr auch ihre Zwillingsschwester, die Magie, zu immer stärkerer Bedeutung. Das ganze 16. Jahrhundert war mit magischem Geist geradezu getränkt; dieser magisch-mystische Sinn zeigt seine Auswüchse in dem abscheulichen Hexenwesen, anderseits seine reinste Sublimierung in Paracelsus und Jakob Böhme.

Doch bei allen diesen Untersuchungen darf nicht vergessen werden, daß das moralische Fundament der Mystik noch immer die Gotik ist. Die „Theologia deutsch", Paracelsus und Böhme sind in ihrem Wesen durchaus Gotiker, ihr inniges Gottgefühl ist naiv und wurzelecht wie bei den alten gotischen Primitiven; die Renaissance hat ihnen eine gewisse Aktivität gegeben, aber ihr naturhaftes Wesen nicht gebrochen. Denn vom germanischen Urwald bis zum gotischen Dom war die Entwicklung eine gradlinige. Die Wiedergeburt der Antike gab nun dem gotischen Menschen ein Selbstgefühl und Machtbewußtsein, ein militantes Persönlichkeitsgefühl, wie es sich bei Luther und Ulrich von Hutten zeigt, das der christlichen Demut eines Franz von Assisi oder Thomas a Kempis entgegengesetzt ist.

Es gibt nördlich der Alpen überhaupt keine wirkliche Renaissancenatur. Der gotische Grundcharakter blieb im wesentlichen unberührt und amalgamierte sich nur äußerlich dem antiken. So zeigt gelegentlich Agrippa Züge, denen man die Herkunft aus der Antike ansieht, zumal platonische Ideen, die er aber nicht direkt aus dem Griechischen, sondern auf dem Umweg der arabischen und kabbalistischen Tradition angenommen hat.

So muß denn auch der Grundcharakter Hohenheims als ein echt gotischer angesprochen werden. Besonders seine Schriften aus der späteren Zeit, die „Philosophia sagax“, die „Archidoxis“ und die von Wilhelm Matthießen veröffentlichten theologischen Schriften zeigen eine Gottinnigkeit und Inbrunst, ein demütig-glückliches Naturgefühl, wie wir es nur bei Hildegard von Bingen, Ruysbroek oder Meister Eckhart wiederfinden. Hingegen seine polemischen Schriften, besonders aus seiner Baseler Zeit, strotzen geradezu von anmaßender Vollblutrenaissance, sind von einer Leidenschaftlichkeit und Stärke, fast Überhebung, die wir angesichts des kleinlichen Anlasses nicht recht begreifen. So kommt es, daß die Gestalt Hohenheims bis heute in einem gewissen Halbdunkel erscheint. Den vorigen Jahrhunderten galt er als ein Scharlatan, Betrüger und Gaukler, dank der Verleumdung seines von ihm abgefallenen Schülers Oporinus als Säufer und Stänkerer, den meisten aber als genialer Narr. Andrerseits wurde er von Kennern seiner okkultistischen Schriften als Eingeweihter höchsten Grades bezeichnet, von seiten der Theosophen geradezu als Mahatma angesehen, d. h. ein überirdisches Wesen, das freiwillig aus dem Himmel zu uns herabgestiegen ist, um uns unwissende Menschen zu belehren. Besonders Franz Hartmann hat sich in seinen Schriften bemüht, die Mahatmaschaft Hohenheims dadurch zu beweisen, daß er eine auffallende Ähnlichkeit von paracelsischen Gedanken mit Sentenzen aus dem Oupnekhat, den Veden und Upanischaden feststellte. Eine dritte Auffassung feiert Paracelsus als Reformator der Naturwissenschaft, besonders der Medizin. Es sind dies Forscher wie Karl Sudhoff und Franz Strunz, welche mit rationalen Methoden die naturwissenschaftlichen Bücher erklären, aber die mystisch-magischen Schriften des Meisters vernachlässigen. Nach ihrer Auffassung war Paracelsus hauptsächlich ein bedeutender Naturforscher und bahnbrechender Arzt.

Die wichtigsten Grundzüge seiner Lehre werden die folgenden Kapitel auseinanderlegen. Daß er kein Betrüger und Scharlatan war, erkennt ein jeder, der sich nur ein einziges Mal in einen philosophischen Traktat seiner authentischen Schriften vertieft hat, daß er bahnbrechend auf dem Gebiet der Naturwissenschaften war, besonders der Medizin, zeigen die Forschungen Karl Sudhoffs und seiner Schüler; der bisher gründlichste Forscher über die Mystik Hohenheims ist noch immer Franz Hartmann.

Die Aufgabe dieses Buches wird es sein, sämtliche Schriften des Paracelsus als gleichwertig anzusehen und eine einheitliche Gestaltung seines Weltbildes zu versuchen. Denn die Lehre von der Einheit des Mikrokosmus mit dem Makrokosmus hat für keinen Philosophen und Arzt mehr Berechtigung als für Paracelsus.

Die äußeren Lebensschicksale sollen sein Temperament und seinen Charakter darstellen, auf denen sich sein Handeln und Wissen aufbauen.

III

Das Leben und Wirken Hohenheims

WAS NUN DAS EIGENTLICH BIOGRAPHIsche seiner äußeren Lebensumstände betrifft, so sind wir nur auf spärliche Quellen angewiesen, die der Forscher mühselig aus den autobiographischen Stellen zusammensuchen muß, die sich in seinen zahlreichen Schriften verstreut finden. Ferner geben uns die Aktenstücke einigen Aufschluß, die von seinen Streitigkeiten handeln, zumal in Basel und Nürnberg.

Hingegen sind seine Abstammung und sein Geschlecht genügend erforscht worden. Das Heimatschloß der Hohenheime liegt in Schwaben, südlich von Stuttgart bei dem Dorfe Plieningen. Ein Sprößling dieses Geschlechts, Wilhelm Bomast oder Bombast von Hohenheim, war gegen Ende des 15. Jahrhunderts in die Schweiz ausgewandert, hatte sich um 1490 zu Einsiedeln im Kanton Schwyz niedergelassen und eine Tochter des dortigen Bürgers Ochsner oder Ochsener geheiratet, die er im Spital kennengelernt hatte. Dieser Ehe entstammte als einziges Kind Theophrastus, der im November 1493 in einem Hause an der Brücke über die Sihl geboren wurde. Wilhelm von Hohenheim war praktischer Arzt und übte seine Kunst unter dem Schutze des Abtes Konrad von Hohenrechberg aus. Das

Kloster Einsiedeln besaß ausgedehnte Meiereien und Gehöfte in abseits gelegenen Tälern, und es gehörte zu den Obliegenheiten des Vaters des Paracelsus, die Gesundheit von Mensch und Tier zu betreuen.

In der Taufe, die nach katholischem Ritus erfolgte, soll er den Namen Philipp erhalten haben. Aber er selbst nannte sich nur entweder Theophrastus Paracelsus oder Theophrast von Hohenheim, auch Theophrast Bombast von Hohenheim. Die späteren langatmigen Bezeichnungen, von denen die gebräuchlichste diese ist: „Aureolus Philippus Theophrastus Bombastus von Hohenheim" gehen auf seinen Schüler Johann Huser zurück, vielleicht auch auf Oporinus, der, als er von seinem Meister abgefallen war, diesen durch den schwulstigen Titel lächerlich machen wollte. Schon in seiner Namengebung Para-Celsus, also „Über-Celsus", zeigt Hohenheim den Sinn seines Lebens an, die Wissenschaft der Alten, als deren Vertreter Celsus angesehen werden mochte, zu übertrumpfen. Oder man kann in dem Wort „Paracelsus" nichts anderes als eine freie Latinisierung seines Namens Hohenheim sehen.

Man kann als sicher annehmen, daß Theophrastus, dessen Vater in enger Beziehung mit der Abtei Einsiedeln stand, im Kloster den ersten Unterricht empfangen hat. Desgleichen hat sich sein Vater gründlich um seine Ausbildung gekümmert, was den Sohn seinem Vater gegenüber zeitlebens zu größter Dankbarkeit verpflichtete. Aber die ersten neun Jahre seines Lebens wird wohl die Mutter seine hauptsächliche Lehrmeisterin gewesen sein. Doch dieses Schweizeridyll dauerte nur bis zum Jahre 1502, wo er mit seinem Vater nach Villach in Kärnten auswanderte. Die Gründe dieser Übersiedlung kennen wir nicht, ebensowenig wissen wir, ob seine Mutter mitzog oder ob sie schon früher gestorben war. In Villach wirkte Wilhelm von Hohenheim bis zum Jahre 1534. Daß er und sein Sohn in diesem Land zu hohem Ansehen gelangten, beweist die Epistel, welche „Die Landleuhte des Ertzhertzogthumbs Kärnten, soviel derer bey heute gehaltenem Hofftheydung besammlet", am 2. September 1538 an Paracelsus richteten. (Ausgabe von 1613, S. 317.)

Hier in Villach muß auch die methodische Ausbildung des Paracelsus begonnen haben. In seinen „Chirurgischen Büchern und Schriften", Straßburg 1618, erzählt er auf Seite 101—102 von seiner Bildung: „Von Kindheit auff habe ich die Ding getriben, und von guten Unterrichtern gelernet, die in der Adepta Philosophia die ergründesten waren, und den Künsten mächtig nachgründeten. Erstlich Wilhelmus von Hohenheim, meinem Vater, der mich nie verlassen hat. Demnach und mit sampt ihm eine große Zahl, die nit wohl zu nennen ist, mit sampt vielerley Geschrifften der Alten und Neven, von ehrlichen Herkommen, die sich groß gemühet haben: Als Bischoff Scheyt von Stettgach, Bischoff Erhart und Vorfahren von Lavanthal, Bischoff Nicolaus von Yppon, Bischoff Mathaeus Schacht, Suffraganeus Phrysingen. Und viel Äbt, als von Spanheim, und dergleichen mehr, und viel under den andern Doctorn und dergleichen. Auch so ist ein große Erfarnuß beschehen, und ein lange Zeit her, durch viel Alchimisten, die in solchen Künsten gesuchet haben, als nemlich der Edél und Vest Sigmund Füger von Schwatz mit sampt einer anzal seiner gehaltenen Laboranten."

Aus dieser Stelle geht klar hervor, daß die Probleme der Alchemie schon in seiner frühen Kindheit eine bedeutsame Rolle gespielt haben. Zu interessanten Untersuchungen gibt die Erwähnung des Abtes von Sponheim Trithemius (1462—1516) Anlaß, dessen Schriften als Fundgrube des tiefsten alchemistischen Wissens galten, sich aber in späterer Zeit als unterschoben herausstellten; Trithemius zeigt sich in seinen „Annales Hirsaugenses" geradezu als Gegner der Alchemie. Ich übersetze seine Worte auf Seite 141: „Die Alchemie macht aus Törichten Wahnsinnige, aus Philosophen Gecken, aus Getäuschten geschwätzige Betrüger, welche, obwohl sie nichts wissen, sich brüsten, alles zu wissen." Gleichwohl ist aus seinen echten Werken zu sehen, wie seine Weltanschauung, eine durchaus mystisch eingestellte, für seinen Schüler Paracelsus von größter Bedeutung gewesen sein muß. Wo und wann Theophrastus mit Trithemius zusammengekommen war, kann nicht festgestellt werden. Ebenso wichtig dürfte der Einfluß der Klostergeistlichen der Abtei St. Andrä im Lavanttale und des erwähnten Siegmund Füger von Schwatz gewesen sein. Dieser besaß in Tirol ein alchemistisches und metallurgisches Laboratorium, in dem Paracelsus den umständlichen Apparat vorfand, den die hermetische Kunst erforderte. Hier hat er wohl die ersten „Griff und Heymlichkeiten" der Alchemie kennengelernt und sich die Praxis angeeignet, die ihn später in den Ruf eines Schwarzkünstlers brachte. Nicht vergessen werden darf die Bibliothek seines Vaters, welche das theoretische Fundament seines Praktizierens gewesen sein muß und von welcher J. B. van Helmont (Opera omnia 1682, S. 222) spricht. Kiesewetter gibt an (Geschichte des neueren Okkultismus, Leipzig 1909, S. 49), daß Paracelsus im sechzehnten Lebensjahr von seinem Vater auf die Universität Basel geschickt worden wäre, ohne aber einen Beleg für diese Angabe beizubringen. Jedenfalls kann als sicher gelten, daß um diese Zeit seine theoretische und praktische Ausbildung beendet war und daß er sich auf Reisen begab, deren Ausdehnung und Entlegenheit schon zu seinen Lebzeiten Anlaß zu ganz abenteuerlichen Gerüchten bot. So erwähnt das „Aureum vellus" (Rorschach 1598), daß Paracelsus in Konstantinopel den Lapis philosophorum von dem Adepten Salomon Trimosinus erhalten habe, ja J. B. van Helmont behauptet in seiner „Tartari historia", § 3, daß Theophrastus in der Zeit von 1513 bis 1521 Gefangener eines Tatarenchans gewesen wäre, bei dem er die buddhistische Einweihung erhalten habe. In neuerer Zeit greift Franz Hartmann auf diese Legende gern zurück, um die auffallende Übereinstimmung paracelsischer Lehren mit den Veden und dem Oupnekhat zu erklären. Es ist aber dies alles höchstwahrscheinlich nur eine Fabel, denn Paracelsus hätte es sich nicht entgehen lassen, irgendwie einmal auf seinen Aufenthalt bei den Tataren hinzuweisen. Man höre, was er selbst über seine Studien und Reisen in der Vorrede zu den „Chirurgischen Büchern und Schrifften" erzählt:

„Hab also die hohen Schulen erfahren lange Jahr bei den Teutschen, bey den Italienischen, bey den Franckreichischen, und den Grund der Artzney gesucht; mich nicht allein derselben Lehren und Geschrifften, Bücher ergeben wöllen, sondern weiter gewandert, gen Granaten, gen Lizabon, durch Hispanien, durch Engelland, durch die Marck, durch Preußen, durch Littaw, durch Polandt, Ungern, Valachy, Siebenbürgen, Crabaten, Windisch Marck, auch noch andere Länder, nicht not zu erzählen, und in allen den Enden und Orten fleißig und embsig nachgefragt, Erforschung gehabt gewisser und erfahrner wahrhafften Künsten der Artzney: Nicht allein bey den Doctoren, sondern auch bei den Scherern, Badern, gelahrten Artzten, Weibern, Schwartzkünstlern, so sie des pflegen, bey den Alchimisten, bey den Klöstern, bey Edlen und Unedlen, bey den Gescheiten und Einfeltigen. Hab aber so ganz gründlich nicht mögen erfahren, gewiß zu sein, es sage in was Krankheit es wölle. Hab ihm viel nachgedacht, daß die Artzney ein ungewisse Kunst sei, die nicht gebürlich sey zu gebrauchen, nicht billig mit Glück zu treffen, Einen gesund machen, Zehen dargegen verderben. Das mir ein Ursach geben hat, es sey ein Betrügnuß von Geistern, den Menschen also zu verführen und gering zu machen. Hab abermals von ihr gelassen, in andre Händel gefallen, jedoch wiederumb in disse Kunst gedrungen ... und war der Hohenschul nit eine kleine Zierd: Dieweil ich auch in Niderland, in der Romaney, in Neapolis, in Venedischen, Dennemärkischen und Niderländischen Kriegen so treffliche Summa der Febrischen auffbracht und ob den viertzigerley Leibkrankheiten, so in denselben funden worden, in Gesundheit auffgerichtet. Soll auff solchs kein Leibarzt sein, der euch die Lügen der Scribenten underkehrt, der euch die Irrsal und Mißbrauch anzeigt, ... und meine Erfarenheit, die ich aus Littaw, Holland, Ungern, Dalmatien, Croatien, Rodiß, Italien, Frankreich, Hispanien, Portugall, Engelland, Dennmarckt und allen Teutschen Landen mit großem Fleiß überkommen hab, soll ein Hon und Spott sein?"

Man sieht also, daß Hohenheim in der Aufzählung der von ihm bereisten Länder genau ist. Wenn ihn seine Reisen wirklich bis nach Asien gebracht hätten, hätte er es sicherlich nicht verabsäumt, irgend einmal in seinen Schriften sich seiner aus Asien mitgebrachten Wissenschaft zu rühmen. Das unstete Leben hielt man damals für unwürdig eines gelehrten Mannes, so daß sich Paracelsus in mehreren „Defensionen" gegen den Vorwurf des Landfahrens verteidigen mußte. War ja doch die damalige Wissenschaft ausschließlich ein Bücherwissen, dem jegliche Bestätigung in der Praxis fehlte; darum ist das Verdienst Hohenheims um so größer, als er in der Medizin vor allem von der Wirklichkeit ausging und die eigene Erfahrung als die Grundlage dieser Wissenschaft forderte. Noch mehr als das Landfahren machte es ihn bei den zeitgenössischen Ärzten verdächtig, daß er es nicht verschmähte, bei dem gemeinen Volk, bei Badern, Schäfern und Zigeunern anzufragen und daß er soviele Heilmittel, die das Volk instinktiv benutzte, in seine Medizin einführte. So kam es, daß seine Rezepte verhältnismäßig einfach und billig waren und daß die Apotheker, die daran wenig verdienten, Sturm gegen seine Neuerungen liefen. Hier zeigen sich die Heftigkeit seines Temperamentes und das Bewußtsein von seiner hohen Mission, da er sich niemals zu Kompromissen verleiten ließ und lieber Hohn und Verfolgung erduldete, als daß er aus Nützlichkeitsgründen seinen Standpunkt aufgegeben hätte. So ist ihm die Natur die höchste Lehrmeisterin gewesen. Aus einer der erwähnten Defensionen führe ich nur eine Stelle an: „Der sie (die Natur) durchforschen will, der muß mit Füßen ihre Bücher tretten. Die Geschrifft wird erforschet durch ihre Buchstaben, die Natur aber durch Land zu Land, als offt ein Land als offt ein Blat. Also ist Codex Naturae, also muß man ihre Bletter umbkehren."

Dokumentarisch ist aus der Zeit seiner Wanderschaft nichts erhalten, ebensowenig ist bekannt, wodurch sich Paracelsus veranlaßt sah, sein Wanderleben aufzugeben. Im Jahre 1526 finden wir ihn in Straßburg, wo die damals berühmtesten Wundärzte Johannes Gersdorf, genannt Schyl-Hans, und Hieronymus Brunschwygk praktizieren. Diese Stadt schien Hohenheim für die Ausübung seiner Kunst die geeignetste zu sein, weil dort zwischen Ärzten und Chirurgen ein leidlich gutes Einvernehmen herrschte. Denn zwischen beiden bestand damals ein bedeutender Unterschied, der mitunter zu heftigsten Fehden führte. Der Stand der Chirurgen oder Wundärzte setzte sich durchaus aus ungelehrten Leuten zusammen, meist waren es Bartscherer, Schmiede, Henker oder Bader, denen man die Behandlung der im

Kriege erhaltenen Wunden und vor allem das Zahnziehen anvertraut hatte. Wie noch im 19. Jahrhundert jedes Dorf einen „Bader“ als Chirurgen hatte, so hatte das Landvolk der früheren Zeit nur zu diesen Leuten Vertrauen und ließ sich nur schwer bewegen, einen wirklichen Arzt in der Stadt zu konsultieren.

In seinem „Feldtbuch der Wundartzney“ (1517) grenzt Gersdorf genau das Gebiet der beiden medizinischen Disziplinen ab und dringt auf eine reinliche Scheidung zwischen Kurpfuschern und wissenschaftlichen Ärzten. Die Chirurgie sollte auch zu einer Wissenschaft erhoben werden wie die innere Medizin.

Als Paracelsus nach Straßburg kam, herrschte also zwischen Chirurgen und Internisten Eintracht. Er schloß sich aber nicht den akademisch gebildeten Ärzten, sondern den Chirurgen an, von denen er sich mehr erhoffte. Die Eintragung im Bürgerbuch der Stadt vom Jahr 1526 berichtet: „Item Theophrastus von Hohenheim der artzney doctor hatt das burgrecht kaufft und dient zur Lutzernen. Actum Mittwoch nach Andrae appostoli.“ Das wäre also am 5. Dezember.

Man nimmt an, daß Hohenheim vor diesem Jahr nach Straßburg gekommen sei und daselbst bereits einige Disputationen mit seinen Gegnern ausgefochten habe. Bei seinem heftigen Temperament und bei der Neuheit seiner Thesen ist es nicht zu verwundern, daß er in Straßburg bald mehr Feinde als Freunde hatte. Denn sein Grundsatz war, daß die Chirurgie Hand in Hand mit der internen Medizin gehen müsse, daß alle „chirurgikalischen Krankheiten durch Physikalisch Artzney geheilt werden" sollen, was natürlich bei Gersdorf und seinen Schülern Unwillen hervorrufen mußte. In diese Zeit fällt auch seine Redeschlacht mit einem gewissen Vendelinus, dessen Medizin auf der alten Grundlage des Galenus und der Araber von Hohenheim heftigst angegriffen wurde, der in seinem ganzen Leben nie müde wurde, über Galen und seine Schule loszuziehen.

Dokumente über seine Straßburger Zeit fehlen. Noch im Jahre 1757 hat man dort den Ort seines Laboratoriums und sein Porträt gezeigt. Angeblich soll das Bildnis in der Stadtbibliothek verwahrt gewesen sein, wo es bei der Beschießung 1870 verbrannt sei.

Wie dem auch sei, jedenfalls war sein Aufenthalt nur von kurzer Dauer. Denn schon am 10. November 1526 — also bevor er noch das Straßburger Bürgerrecht erhalten hatte — schickt er von Basel aus einem Freunde, dem Züricher Stadtarzt Christoph Clauser, eine ihm gewidmete Schrift mit einem Widmungsschreiben, wo er sich „Physicus et Ordinarius Basiliensis" nennt, also Stadtarzt und Professor der dortigen Universität. Diese rasche Übersiedlung führt man auf die glückliche Heilung des berühmten Baseler Buchdruckers Johann Frobenius zurück, den Paracelsus behandelt hatte. Froben war der geistige Mittelpunkt der Stadt, bei ihm verkehrten Gelehrte wie Oekolampadius und Desiderius Erasmus, Dichter wie Musculus und Wolfgang Lachner, Maler wie Hans Holbein und Urs Graf. Die Frobensche Offizin stellte wahrhafte Meisterwerke der Buchdruckerkunst her, die noch heute neben Plantin und den Alden unübertroffen sind. Froben litt Schmerzen im rechten Fuß, welchen die behandelnden Ärzte amputieren wollten. Da rieten seine Freunde, aus Straßburg den durch seine wunderbaren Kuren schon berühmt gewordenen Paracelsus kommen zu lassen, der den Schwerkranken in kurzer Zeit so weit herstellte, daß er eine Reise nach Frankfurt unternehmen konnte.

Dieser Heilerfolg verschaffte ihm einen glänzenden Lehrauftrag und eine reiche Praxis. Die Stadt sagte ihm zu, und er kehrte Straßburg den Rücken. Schon im Wintersemester 1526/27 hielt er Vorlesungen über theoretische und praktische Medizin. In einer vom 5. Juni datierten Intimatio, einem an die Studenten verteilten Flugblatt, fordert er alle auf, die Lust und Liebe zur medizinischen Wissenschaft haben und in kurzer Zeit die gesamte Heilkunde gründlich studieren wollen, nach Basel zu kommen und seine Vorlesungen zu hören. Diese Einladung enthält aber auch schon das ganze Programm seiner Neuerungen. Ich zitiere seine Worte nach Netzhammer: „Die wenigsten der Doktoren behandeln heutzutage mit Glück die Medizin; ich aber werde diese zu ihrem früheren Glanz zurückführen und von den gröbsten Irrtümern reinigen; ich halte mich nicht an die Vorschriften der Alten, sondern nur an dasjenige, was ich selbst auf eigene Faust gefunden und durch lange Übung und Erfahrung als bestätigt gesehen habe."

Schon hier fällt der Gegensatz zu der damaligen Medizin auf, indem eben das Schwergewicht auf die Praxis gelegt wird und nicht auf die Aussprüche des

Hippokrates und Galenus, die für das alleinseligmachende Evangelium der Heilkunst galten. Natürlich machten solche schroffe Neuerungen an der Universität böses Blut, man traute dem Fremdling, der gar keine Dokumente über abgelegte Prüfungen vorlegen konnte, nicht recht, und die Eifersucht gegen den erfolgreichen Kollegen tat wohl ihr übriges, daß man gegen ihn eine Eingabe machte, indem man darauf hinwies, daß eine Doppelstellung als Stadtarzt und als Universitätsprofessor rechtlich unvereinbar sei. Auch bestand man darauf, daß Paracelsus ein Examen vor der Fakultät ablege.

Derartige Quertreibereien mußten natürlich den Unmut Hohenheims hervorrufen, der im guten Glauben nach Basel gekommen war, daß er hier ungestört seinen wissenschaftlichen Arbeiten werde leben können. Er wandte sich daher an den Magistrat mit der Bitte um Hilfe und Schutz. Dieses Schriftstück ist noch heute im Staatsarchiv von Basel zu sehen und enthält eine entschiedene Zurückweisung der Vorwürfe seiner Neider, die seinen guten Ruf untergraben und sein Ansehen schädigen. Dann wendet er sich gegen die Apotheker der Stadt, die nichts von ihrem Beruf verstehen, die Rezepte fälschen und nur ein Interesse daran haben, dem Kranken möglichst viel Geld abzunehmen. Am meisten regten sich die gelehrten Herren darüber auf, daß sich Paracelsus bei den Vorlesungen der deutschen Sprache statt der lateinischen bediente, was für einen bäuerischen Angriff gegen die altehrwürdige Tradition galt und ihm die Verleumdung eintrug, er beherrsche überhaupt nicht die Sprache der Gelehrten. Diese Vermutung wurde auch später noch aufgegriffen, um das immer mehr wachsende Ansehen Hohenheims in Mißkredit zu bringen (vgl. Conrad Geßner, Bibliotheca universalis, Zürich 1545, fol. 644).

Eine so heftige Sprache waren die Ärzte und Apotheker nicht gewohnt, doch es scheint, daß der Stadtrat eine Versöhnung zwischen den beiden Parteien mit Erfolg durchführte. Denn schon im Juni 1527 konnte Paracelsus seine Vorlesungen wieder beginnen. Um aber die während des Streites nutzlos verzettelte Zeit wieder einzubringen, setzt er auch an den Hundstagen, die sonst als akademische Ferien galten, seine Kollegien fort. Aus dieser Zeit stammen die Schriften de urinarum ac pulsum judiciis, de morbis ex Tartaro oriundis, de modo phlebotomandi und eine Menge anderer. Diese Arbeiten sind nicht von seiner eigenen Hand, sondern Diktate und Kollegienhefte, die von lerneifrigen Schülern mitgeschrieben wurden, etwa in der Art der Skripten von heutzutage. So war der Landfriede scheinbar wieder hergestellt und Paracelsus seiner Wissenschaft zurückgegeben. Aber statt die gelehrten Herren Kollegen in Ruhe zu lassen, griff sie Paracelsus in seinen Vorlesungen heftig an und ließ es nicht an beleidigenden Anspielungen fehlen. Galenus nennt er einen Lügner und Gugelmann, Avicenna einen Ploderer und Küchenmeister. Die galenischen Ärzte sind ihm „Baretlins Leut, die mit Rothen Hütlen und Talaren ihre Torheit bedecken." In der Vorrede zum „Buche Paragranum" sagt Paracelsus, er habe „die Summe der Bücher in das

St. Johannisfeuer geworfen, auf daß alles Unglück mit dem Rauch in die Luft gang". Und ein andermal erwähnt er: „Daß ihr mir so sehr verarget, darum daß ich den Küchen-Autorem dermaßen verbrannt habe? So er in die Küchen gehöret, so gehöret er auch in das Feuer."

Dazu wird seine Stellung aus einem anderen Grund unhaltbar. Der Kanonikus Cornelius von Lichtenfels bleibt ihm das Honorar schuldig, und Paracelsus muß gegen den angesehenen Geistlichen einen Prozeß führen. Da griff unerwartet ein anonymes Pamphlet ihn an. Am 24. Juni 1527 drängten sich die Studenten vor der Dompforte, St. Peter und der neuen Börse zusammen, wo Paracelsus in einem Spottgedicht lächerlich gemacht wurde. Ich bringe die deutsche Übersetzung nach Netzhammer mit einigen Verbesserungen:

Des Galenus Schatten wider Theophrastus oder besser Kakophrastus:

Höre, der du besudelst den herrlichen Ruhm meines Namens,
Bald ein geschwätziges Maul, bald einen Narren mich schiltst!
Wie, ich verstünde von Machaons Künsten nicht das geringste,
Hätte mit kundiger Hand niemals sie selber geübt?
Was du nicht sagst! Ich habe doch nie verächtliche Kräuter,
Zwiebeln und Knoblauch gekannt: Nieswurz kenne ich wohl.
Nieswurz sende ich dir, dies Kraut für verrückte Gehirne.
Jeder Narrenkurort sei dir empfohlen zugleich!
Freilich, ich kenne wohl nicht deine alchemistischen Träume,
Weiß nicht, was Ares dir ist oder dein Yliadus,
Kenne dein Essatum nicht noch des Taphneus göttliche Kräfte
Und deines Archäus alles erhaltende Macht.
Ja, ganz Afrika zählt nicht so viele Zauberessenzen,
Und du, närrischer Mensch, zankst dich in Worten mit mir?

Sticht dich der Haber, mit mir dich zu messen im feindlichen Streite?
Ha, wie bist du geflohn schimpflich vor Wendelins Wort!
Wahrlich, Hippokrates' Nachttopf zu tragen, bist du nicht würdig,
Bist wahrhaftig nicht wert, mir nur ein Sauhirt zu sein.
Was stolzierst du, erbärmliche Kräh', in gestohlenen Federn?
Warte, dein trügerischer Ruhm schwindet dir schnelle dahin!
Oder nicht? Schau', unrecht Gut kann nimmer gedeihen,
Und das gestohlene Zeug läßt dich gar balde im Stich.
Was ist zu tun, du Narr, den schon ein jeder durchschaut hat?
Häng' dich am Stricke auf! Das wär' ein guter Entschluß!
„Nein, lieber leben!“ so spricht er, „lieber den Aufenthalt wechseln!
Fälschen verfängt nicht, doch ich hab' einen anderen Plan.
Wie, wenn ein zweites Athen ich, ein zweiter Makro, erbaute?
Hat doch zum Glück auf dem Land keiner der Hörer Verstand!“
Weiter mit dir noch zu sprechen, verbietet mir stygische Satzung.
Das verdaue indes! Freundlicher Leser, leb' wohl!

Aus der Hölle

Man kann sich vorstellen, daß durch dieses Pamphlet Hohenheims ohnehin schon gereizte Stimmung in hellster Empörung aufloderte. Er beklagte sich in einer neuerlichen Eingabe an den Stadtrat über diese öffentliche Verunglimpfung. Leider entzog ihm der Magistrat die schützende Hand, und so blieb ihm nichts anderes übrig, als die Stadt, in die er mit so vielen Hoffnungen eingezogen war, fluchtartig zu verlassen. Aber zuvor nahm er noch Rache an seinen Gegnern. Die umfangreiche Vorrede zum Buche Paragranum ist eigentlich eine Abrechnung mit seinen Widersachern. Hier bricht das Bewußtsein seiner epochemachenden Stellung in der Geschichte der Medizin in heftigen Schmähworten gegen seine Zeitgenossen aus. Wie heftig sein Zorn gewesen sein mag, kann man aus den saftigen Worten entnehmen, mit denen er seine Baseler Feinde belegt. Er nennt sie Narren und Esel, Lausjäger, Läustrinker, talarische Gaukler, Buben und Bescheißer. Sich selbst aber erklärt er zum Monarcha der Arzneikunst. „Mir nach, mir nach, Avicenna, Galene, Rhasis, Montagnana, Mesue etc.! Mir nach und nit ich euch nach, Ihr von Pariß, ihr von Montpelier, ihr von Schwaben, ihr von Meissen, ihr von Cöln, ihr von Wien und was an der Thonav und Rheinstrom ligt, ihr Insulen im Meer: Du Italia, du Dalmatia, du Athenis, du Griech, du Arabs, du Israelita! Mir nach und ich nicht euch nach, ever wird keiner im hindersten Winkel bleiben, an den nit die Hunde seichen werden. Ich wirdt Monarcha, und mein wirdt die Monarchey seyn und ich führe die Monarchey."

Man muß die allgemeine Roheit des 16. Jahrhunderts in Erwägung ziehen, um diesen Zornesausbruch des in seiner Existenz angegriffenen Gelehrten richtig zu verstehen.

Paracelsus verließ Basel im Februar des Jahres 1528. Sein Weg führte ihn zunächst ins Elsaß, nach Kolmar, wo er sich in medizinische Studien vertiefte. Hier entstanden seine Schriften von den „französischen Blatern", die er dem Bürgermeister Hieronymus Boner, und die sieben Bücher von offenen Schäden, die er dem angesehenen Bürger Konrad Wickram widmete. Hier in Kolmar schloß er sich dem Arzte Laurentius Fries an, was um so mehr verwundert, als Fries streng an Avicenna hielt; doch er war ebenso wie Paracelsus einer der ersten, die in ihren wissenschaftlichen Werken statt des Lateinischen die deutsche Sprache benutzten. Es sind uns zwei Briefe Hohenheims an seinen Baseler Freund Bonifacius Amerbach erhalten, aus denen wir erfahren, daß Paracelsus in kurzer Zeit das Vertrauen der Kranken gewonnen habe. Nach Kolmar reiste auch sein Famulus Oporinus nach, den er auf die Empfehlung des Oekolampadius zu sich genommen hatte. Dieser diente seinem Herrn als Kopist und Laborant. Doch das innige Verhältnis zwischen Lehrer und Schüler dauerte nicht lange an; aus dem Anhänger wurde ein fanatischer Gegner Hohenheims, der seinen Meister, zumal nach dessen Tod, beschimpfte. Auf Oporinus gehen alle Verleumdungen zurück, die das Charakterbild Hohenheims verunstalteten. Er ist auch der Erfinder der Fabel, daß Paracelsus ein Kastrat gewesen wäre. In einem Brief an Johannes Weyer, den Dämonologen, erzählt er: „Als ich ungefähr zwei Jahre mit Paracelsus zusammenlebte, war dieser während ganzer Tage und Nächte so sehr dem Trunke und der Unmäßigkeit ergeben, daß man ihn kaum die eine oder die andere Stunde nüchtern fand. Wenn er am stärksten besoffen nach Hause kam, pflegte er mir einiges seiner Philosophie zu diktieren. Solange ich bei ihm war, entkleidete er sich nachts nie; meistens ging er erst gegen Morgen und nicht anders als betrunken zur Ruhe. Angekleidet, das Schwert umgegürtet, das nach seiner Aussage einem Henker gehört haben soll, warf er sich auf das Lager. Oft stand er mitten in der Nacht auf und wütete so mit der blanken Waffe und schlug dermaßen auf den Fußboden und die Wände ein, daß ich oft fürchtete, er haue mir den Kopf ab.“ Diese böswillige Beschimpfung trägt so deutlich den Stempel der Lüge an sich, daß es unnötig ist, darauf ernstlich einzugehen.

Zu diesem Ehrabschneider gesellten sich später andere, die ihm gleichfalls Sauflust, Unsauberkeit und Zorn vorwarfen. Der Gefährlichste außer Oporinus war ein gewisser Erastus aus Zürich, der das Gerücht aufbrachte, daß Paracelsus im Bund mit dem Teufel sei und regelmäßige Zusammenkünfte mit Hexen hätte. Es darf also nicht verwundern, daß der Meister durch so viel bübische Gemeinheit verbittert wurde und seine Schrullenhaftigkeit immer mehr wuchs. Das erklärt auch seinen sprunghaften, oft langatmigen Stil, der sich in Debatten verliert und unvermutet wieder zu seinem Thema zurückkehrt.

Indessen hoffte Paracelsus immer noch, daß ihm der Magistrat von Basel Genugtuung verschaffen und ihn zurückberufen werde. Als er zur Einsicht kam, daß alle Hoffnungen darauf trügerisch bleiben müßten, verließ er Kolmar. Zunächst blieb er einige Zeit in Eßlingen am Neckar, wo er in einem Hause, das bis zum Jahre 1882 stand, alchemistische Studien betrieben haben soll. Schon im Jahre 1529 finden wir ihn in Nürnberg. Der Chronist Sebastian Franck schreibt über seine Ankunft in seiner „Chronica, Zeytbuch und Geschichtbibel“ 1565:

„D. Theophrastus von Hohenheym, ein Physikus und Astronomus. Anno 1529 ist gemeldeter Doctor gen Nürnberg kommen, ein seltzam wunderbarlich Mann, der fast alle Doctores und Skribenten verlacht. Den Avicennam soll er verbrannt haben in öffentlicher Universität ... Des Pracktick schier wider Alle ist gleichsam ein ander Lucianus."

Es ist wahrscheinlich, daß sich Franck an Paracelsus angeschlossen hat, zu dessen tiefreligiöser Weltanschauung er sich hingezogen fühlen mußte. Die Politik widerhallte gerade zu dieser Zeit von religiösen Fehden zwischen Katholiken und Protestanten, von denen er sich ebenso wie Franck fernhielt. Er verkehrte auch viel mit dem Ratsschreiber der Stadt, Lazarus Spengler, dem er die drei Bücher „Von den Frantzosen" widmete und der die Schrift noch im selben Jahr in Druck gab. Diese Schrift ist für die Geschichte der Medizin insofern von Wichtigkeit, als hier zum ersten Male das von den Spaniern aus San Domingo eingeführte Guajak zur Heilung der Geschlechtskrankheiten empfohlen wurde.

Im nächsten Jahr lernte er den Führer der Nürnberger Protestanten kennen, Andreas Osiander, gegen dessen Angriffe auf das Papsttum er die Fehde aufnahm. Im Karthäuserkloster der Stadt fanden sich nämlich dreißig sehr alte Papstbilder, s. Taf. 6, die von Osiander in Holzschnitten vervielfältigt wurden und zu antikatholischer Propaganda mißbraucht wurden. Paracelsus wendet sich nun gegen die Osiandersche Auslegung, die von Hans Sachs in Reime umgeschmiedet worden war. Paracelsus legt nun die Bilder in seinem Sinn aus. Er wendet sich gegen die weltlichen Machtgelüste beider Parteien. Sein Ideal ist ein rein geistiges Papsttum, dem sich alle Sekten und Ketzereien freiwillig unterwerfen sollen. In Nürnberg erscheint auch seine erste Schrift magischen Inhalts, nämlich die „Practica, gemacht auf Europen", welche Prophezeiungen über die kommenden Weltereignisse enthält, eine Gelegenheitsarbeit, der kein größerer Wert beizumessen ist.

Im Winter 1529 zieht er sich in das Dorf Beritzhausen im Labertal zurück und arbeitet an seinen Hauptwerken, an dem „Buch Paragranum" und „Paramirum". Das Leben in Nürnberg war ihm durch das Religionsgezänk und durch das Druckverbot einer neuen Schrift verleidet worden; hier in der Einsamkeit findet er allein bei seinen Arbeiten Ruhe und Frieden. Er verläßt seine Einöde nur einmal, um nach Amberg zu fahren, wahrscheinlich um einen Kranken zu heilen.

Im Jahre 1531 finden wir ihn in St. Gallen in der Schweiz, wo er das fertiggewordene Volumen Paramirum dem dortigen Bürgermeister dediziert. Aus dieser Zeit ist auch ein Kometenbüchlein über den im August sichtbar gewesenen Halleyschen Kometen. Über seinen Aufenthalt haben wir Berichte aus dem Diarium des Johann Rütiner, der Anekdoten aus der Praxis des Meisters erzählte und zur Legendenbildung, die Paracelsus allmählich zum Wundermann machte, viel beitrug. Er berichtet, daß Paracelsus aus Wissensdrang ganz Europa durchwandert habe und daß er fünf Jahre lang Zigeuner gewesen sei, bei denen er sein unglaubliches Wissen erworben habe. Rütiner bewundert seine rastlose Arbeitskraft, daß er nur selten schlafe, sich angekleidet mit Stiefeln und Sporen für drei Stunden aufs

Lager werfe und sonst immer unermüdlich schreibe. — Man sieht, das ist ein ganz anderes Bild als das von Oporinus entworfene!

1532 reiste er nach Appenzell, wo er viele wunderbare Heilungen ausführte, die ihn sehr volkstümlich gemacht haben. Hier leben noch jetzt viele Sagen, die sich an seine Person knüpfen. Es scheint, daß er im Gebirge mit viel Ungemach habe kämpfen müssen, denn in seiner Vorrede zu dem Buche: „De peste", das in diese Zeit fällt, klagt er, daß er durch Gewalt, Gunst und Hundsketten, mit denen er schwer überladen sei, in aller Eile aus der Schweiz fliehen müsse. Aber die Schriften aus dieser Zeit sind von einem tiefen Gottvertrauen und einer Gefühlsinnigkeit, die erkennen lassen, wie sehr er auf dem Wege der Verinnerlichung vorgeschritten war.

Er kommt mit zerrissener Kleidung in Innsbruck an, wo er von den Ärzten wegen seiner Verachtung aller Äußerlichkeiten verlacht wird. Er verläßt die ungastliche Stadt und begibt sich nach Sterzing, wo das Büchlein: „Von der Pestilenz an die Stadt Stertzingen" entstand.

Von Meran wanderte er über die Hochpässe der Alpen ins Vintschgau und Veltlin, dann ins Oberengadin und nach Bad Pfäfers, wo er über den Sommer 1535 bleibt und eine Schrift über die Heilwirkungen dieses Bades vollendet: „Von dem Bad Pfeffers in Oberschwytz gelegen". Auch hier hält es ihn nicht lange. Am 7. Juni 1536 beendet er in Münchrath die „Große Wundartzney". Um den Druck seiner neuen Schriften zu überwachen, begibt er sich nach Augsburg. Im Frühjahr desselben Jahres wandert er über Memmingen nach Eferding an der Donau, wo er bei dem Pfarrherrn des Ortes gut aufgenommen wird. Dann wendet sich seine Reise nach Norden. Der Erbmarschall des Königreichs Böhmen, Johann von der Leipnik, war an einem Gallensteinleiden erkrankt und hatte den großen Arzt zu sich in sein Schloß Kromau nach Mähren berufen. Hier in der Weltabgeschiedenheit arbeitet Paracelsus an einem seiner tiefsten Werke, der „Astronomia Magna" oder „Philosophia sagax". Der Rückweg führt ihn nach Wien, wo er vom Kaiser Ferdinand in Audienz empfangen wird, und nach Preßburg, wo er sich aber nicht lang aufgehalten hat, denn noch in demselben Jahr schreibt er in Villach die Vorrede zu seinem Buch „De natura rerum". Auch die Schrift „Labyrinthus medicorum" und die „Chronika und Ursprung des Landes Kärnthen" sind wahrscheinlich damals entstanden. Diese Schriften schickte Hohenheim mit einem Widmungsbrief an die Stände des Erzherzogtums Kärnten zum Dank für die Gastfreundschaft, die seinem Vater in diesem Land über dreißig Jahre zuteil geworden war.

Nun fällt auf, daß über die nächsten Jahre, die letzten drei vor seinem Tode, die biographischen Quellen überaus dürftig fließen. Aus dem Jahr 1540 ist uns ein Porträt erhalten, welches häufig abgedruckt wurde (S. 209). Im August 1541 wünscht der in Krakau lebende Franz Boner, wohl ein Mitglied der früher erwähnten elsässischen Familie, ein ärztliches Gutachten, das ihm gewährt wird. Dieser Antwortbrief ist von

Salzburg aus datiert. Man nimmt an, daß Paracelsus vom Salzburger Erzbischof Ernst, Herzog von Bayern und Pfalzgraf bei Rhein, in seine Nähe gezogen und zu seinem Leibarzt ernannt worden sei. Dieser Erzbischof war ein großer Verehrer der Astrologie und Alchemie, den es wohl gereizt haben muß, den berühmten Paracelsus in seinen Diensten zu haben.

In Salzburg wohnte Paracelsus zuerst im Eckhaus am Platzl, dann im Wirtshaus zum weißen Roß, das der Zisterzienserabtei Salem gehörte. Dorthin berief er „an sankt Mattheustag, des heyligen zwölfpotens, den Ain und zwaintzigsten des Monats Septembris 1541, Mittags zeit" den beeidigten Notar Kalbsohr mit mehreren Zeugen zu sich, um von der Welt Abschied zu nehmen und sein Testament aufzusetzen. Was den Meister auf das Krankenbett geworfen hat, ist unbekannt. Die Vermutung liegt nahe, daß es das unstete Wanderleben und das viele Hantieren mit Quecksilberpräparaten war, die seine Gesundheit untergraben haben. Dieses Testament ist ein rührendes Dokument seiner Gott- und Menschenliebe und zeigt, wie wenig mit irdischen Gütern der große Forscher gesegnet war. Jedermann wird vermuten, daß er wenigstens eine umfangreiche Bibliothek besessen haben muß. Doch das dem Testament angefügte Inventarium nennt überhaupt nur vier Bücher: eine Bibelkonkordanz, eine Bibel in kleinem Format, ein Neues Testament und die Erklärungen des heiligen Hieronymus über die Evangelien.

Drei Tage nach Abfassung des Testaments, also am

24. September 1541, vertauschte Paracelsus das Leben mit dem Tode, vitam cum morte mutavit.

Gemäß seiner letzten Bestimmung sollte ein Teil seiner Verlassenschaft an seine „nächstgesipten Freunde" fallen. Deshalb wurde ein entfernter Verwandter des Verstorbenen, Peter Wessener, vom Abt von Einsiedeln nach Salzburg geschickt, um seine Rechte geltend zu machen. Dazu kommt noch, daß Hohenheims Mutter dem Gotteshaus zinspflichtig gewesen war, so daß die Abtei Einsiedeln erbberechtigt war. Die Ansprüche werden auch in Salzburg durchaus anerkannt, und Peter Wessener erhält das kostbarste Stück zugesprochen, den an sechzehnter Stelle im Inventar angeführten silbernen Kelch mit Löwenköpfchen, „wigt achthalb Lot, ein halb quintel". Die Quittung darüber ist noch erhalten.

Paracelsus hatte als Begräbnisstätte den Sebastiansfriedhof bestimmt, wo er auch wirklich bestattet wurde. Die Inschrift auf der Steinplatte des Grabmals erzählt von den Wunderkuren, die Paracelsus berühmt gemacht haben, und von seiner Mildtätigkeit gegenüber den Armen. Erst im Jahre 1752 kam das Wort Adeptus hinzu, das auf seine alchemistischen Bücher hinweist. Damals grub man auch die Knochenreste aus und verschloß sie in einer Pyramide, welche über dem alten Grabmal in einer Nische aufgestellt wurde. In der Höhlung der Pyramide war das Porträt des Wilhelm von Hohenheim, welches damals irrigerweise für das seines großen Sohnes angesehen wurde.

Als im Jahre 1818 der guterhaltene Schädel untersucht wurde, fand Sömmering am linken Schläfenbein einen Spalt, so daß man vermutete, daß der Tod durch eine äußere Verletzung mit einer Waffe oder durch einen Sturz herbeigeführt worden wäre. Einen Anhaltspunkt für diese Vermutung fand man in der Schrift von Heßling „Theophrastus redivivus", Zofingen 1682, wo berichtet wird, daß die Salzburger Ärzte gegen ihn wegen seiner Wunderkuren erbittert waren und ihn bei einem Gastmahle von ihren Dienern ergreifen und aus dem Fenster werfen ließen. Andere Sagen erzählen wieder, daß Paracelsus von Alchemisten in einem Streit getötet worden wäre. Er habe nämlich den Lapis philosophorum, den Stein der Weisen, besessen, den er in einer Elfenbeinkapsel im Knauf seines Schwertes immer mit sich geführt habe; er habe dem Orden der Rosenkreuzer angehört und sei von deren Feinden, die sich in den Besitz des Lapis setzen wollten, erschlagen worden. Eine andere Legende, die auf die „Zauberei" Hohenheims anspielt (Friedrich Müller, Siebenbürgische Sagen, Kronstadt 1857) erzählt folgendes: Als er schon alt war und sich vor dem Tode fürchtete, gab ihm der Teufel den Rat, er solle sich in kleine Stücke zerhauen, in Roßmist (venter equinum der Alchemisten!) begraben und auf Jahr und Tag koagulieren lassen, d. h. an seinem Körper alle alchemistischen Prozeduren vollführen lassen. Dann werde er als ein schöner Jüngling neu erstehen. So ließ er sich wirklich von seinem treuen Diener in Stücke hauen und begraben. Dieser aber konnte die vorgeschriebene Zeit vor Ungeduld nicht erwarten. Am vorletzten Tag öffnete er vorwitzig die Grube, und es lag Theophrastus da, ein schöner Jüngling; nur der Kopfdeckel war nicht ganz zugewachsen. Nun aber kam ihm die Luft ins Gehirn, und er mußte, der Wiederbelebung schon nahe, sterben. Sonst hätte er nochmals alt und mit Hilfe eines treuen und nicht vorwitzigen Dieners immer und immer wieder jung werden können.

Nur wenig, allzuwenig ist uns also über den bedeutenden Mann überliefert worden. Aber es genügt, um sein Charakterbild zu erfassen. Wir kennen seinen unsteten Wandertrieb, seine geradezu unbegreifliche Arbeitskraft, sein impulsiv überschäumendes Temperament und als Grundlage seine mystisch-magische Weltanschauung, die sich auf der Naturwissenschaft aufbaut. Die Medizin ist ihm nur eine Vorstufe der Gotteserkenntnis. Es wird daher notwendig sein, Paracelsus zuvor als Naturwissenschaftler zu zeigen.

IV

Die Medizin

SO VERSCHIEDEN AUCH DIE URTEILE DER Zeitgenossen und der späteren Zeiten sein mögen, in einem stimmen sie überein, nämlich daß das Wesentlichste an Paracelsus sein medizinisches Wirken und Wissen war. Man kann an ihm den Philosophen, den Mystiker oder den Alchemisten leugnen, wenn man ihn in den Rahmen seiner Vorurteile pressen will, aber an den Arzt Paracelsus hat sich noch niemand herangewagt. Daher ist es erklärlich, wenn seine Medizin als Mittelpunkt seiner gesamten Lehre angesehen wird.

Doch was ist nun die Medizin Hohenheims in seinem Sinne?

Ihr Begriff ist heute schwankend, weil ihre Grundvorstellungen von gesund und krank fließend geworden sind. Ja man ist sogar so weit gegangen, Gesundheit überhaupt zu leugnen und alles für krank zu erklären, wobei die Gesundheit ein vorakuter Zustand des Krankseins wäre, und möge sich der Mensch dabei noch so gesund und kräftig fühlen. Jedenfalls ist der Begriff der Gesundheit von Zeitumständen abhängig. In der Begriffswelt unseres Alltags heißt gesund soviel wie arbeitsfähig, im Besitz eines animalischen Wohlbehagens. Für Paracelsus bezieht sich aber die Gesundheit auf den ganzen Menschen, den sinnlichen wie den geistigen. Bei uns ist der Mensch ein Sklave aller Reizungen der Außenwelt, bei Hohenheim ist er eingebettet in das All, ist er eine Ganzheit. Wir kennen den Aufbau und die Funktion jedes einzelnen Organes genau, aber das Wissen von der sie verbindenden Einheit ist uns verlorengegangen.

Anders bei Hohenheim. Der in seiner Ganzheit erfaßte Mensch ist ein Glied natürlich gewachsener Ordnungen, wie Familie, Stamm und Volk, in denen er seine Aufgabe zu erfüllen hat. Steht er fest und bejahend in ihnen, dann ist er gesund oder besser in der Sprache seiner Zeit — heil. In diesem Wort liegt eine andere, lichte Welt. Darin liegt Kraft, geistige Ausgeglichenheit und Weltfreude, denen gegenüber das Wort gesund farblos und nichtssagend ist.

Die Zielrichtung der paracelsischen Medizin liegt im Heil des ganzen Menschen. Nicht im pausbackigen Wohlbehagen des gesättigten Tieres, sondern im Erreichen einer geistigen Stellung und Haltung. Daher ist bei Paracelsus Heilung soviel wie Heiligung, d. h. eine Zurückführung des Menschen an seinen ihm von Gott angewiesenen Ort, um Bürger zu sein der oberen und der unteren Welten.

Dieses Miteinbeziehen höherer Ordnungen in die Medizin muß auf das richtige Maß unseres Verstehens zurückgeführt werden. Weil seine Heilkunst nicht ausschließlich physikalisch ist, darf man nicht in das Gegenteil verfallen und ihn mit exotischen Sonderfällen gleichsetzen. Seine Erklärung der Welt aus dem Geistigen hat nichts mit dem Dämonenwahn eines Medizinmanns zu tun, und schon gar nichts mit der Teufelsmedizin der Schamanen oder den Heilpraktiken von Derwischen. Das sind pathologische Fälle, die den Völkerpsychologen interessieren. Bei Hohenheim handelt es sich um eine seelische Grundhaltung, die gleich weit entfernt von einem einseitigen Materialismus wie von einem extremen Spiritualismus ist. Er weiß, daß der Mensch in der Natur zuhause ist, im Mittelreich zwischen oben und unten, im Mitgart der Edda, aber ebenso ist er sich dessen bewußt, daß das Irdische in die höheren Sphären hineinragt. Er wäre kein echter Deutscher, wenn er dies nicht in Ehrfurcht erkennen würde. Gerade in einem Beruf, wo er angesichts unerklärlicher Fälle die Nähe des Wunderbaren erlebt hat, muß der Gedanke an ein geheimnisvolles göttliches Walten seine ursprüngliche kindliche Frömmigkeit noch verstärkt haben.

Die Medizin war, ehe sie später materialistisch wurde, eine Kunst wie die Musik oder Dichtung. Dadurch unterscheidet sie sich grundsätzlich von der Medizin der letzten Jahrhunderte, mit der sie fast nur noch den Namen gemeinsam hat.

Im Altertum war die Heilkunde eine heilige Wissenschaft. Der Arzt war zugleich Priester. Hippokrates und seine Heilschule auf der Insel Kos und die ägyptischen Heilpriester sind das beste Beispiel dafür. Denn das Leben und alle seine Erscheinungen waren in früheren Zeiten eine Einheit, als deren innerster Kern die Seele erkannt wurde. Die Überzeugung von der Realität eines göttlichen Prinzips im Menschen war so tief

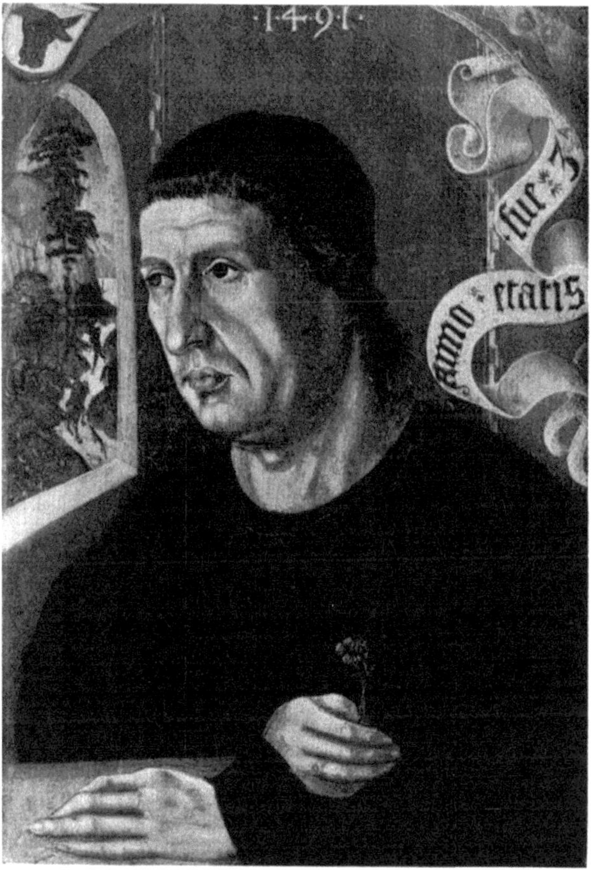

WILHELM BOMBAST VON HOHENHEIM
der Vater des Paracelsus

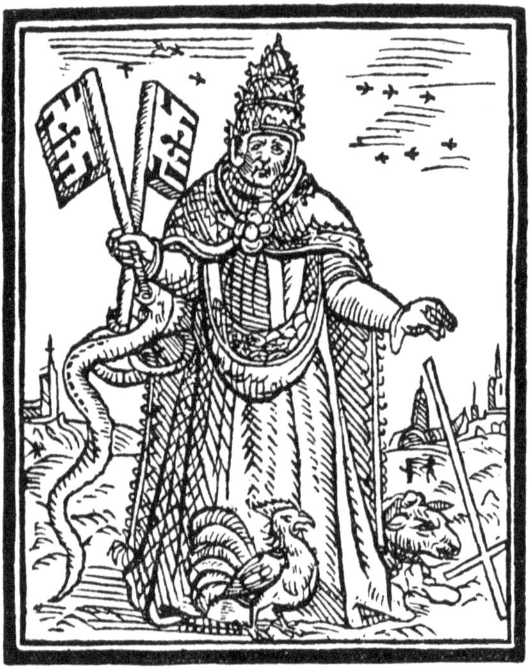

EINES DER PAPSTBILDER AUS DEM KARTHÄUSER-
KLOSTER ZU NÜRNBERG

innerlich mit der Lebensführung und Weltanschauung der früheren Menschheit verwurzelt, daß jede andere Anschauung vom Leben als einer Auswirkung eines spirituellen Prinzips überhaupt unmöglich war. Der gläubige Mensch — und die Menschheit war bis auf die letzten Jahrhunderte eine im innersten Drange gläubige — erlebt in sich etwas Immaterielles, wenn er denkt; und dieses immaterielle Prinzip wird nun in Übereinstimmung mit den Erscheinungen des Lebens gebracht. Fast überall und zu allen Zeiten wurde die Seele, bzw. das Spirituelle, dem Körperlichen übergeordnet und ein Verhältnis von Ursache und Wirkung zwischen beiden angenommen. Nicht daß die Seele autokratisch mit dem Körper machen könne, was sie wolle — denn sie ist ja an den Körper gebunden —, sondern sie holt ihre Gesetzmäßigkeit aus dem Gesetz des Körpers und gibt ihm so das wieder zurück, was sie aus ihm geholt hat. Sind die Beziehungen zwischen Körper und Seele ungestört, so sind beide gesund. Eine Unstimmigkeit auf der einen oder anderen Seite affiziert auch den anderen, gesunden Teil.

Hingegen kannte die Medizin des vorigen Jahrhunderts das Problem überhaupt nicht, für sie war eben alles Körper; der Seele als Erreger körperlicher Krankheiten wurde nur ein beschränkter Einfluß zugestanden. Sie bekämpfte nur die Äußerungen der Krankheiten. Von den tiefer gelegenen Ursachen ahnte sie nur wenig. Demgegenüber bemüht sich die moderne Heilkunde, immer tiefer in die eigentliche Ursache der Erkrankung vorzudringen und ihren Keim auf seelischem Gebiet zu ermitteln. Am bekanntesten wurde darin die Schule Coués, dessen Heilmethode ähnlich der des Paracelsus das Schwergewicht gänzlich auf die spirituelle Seite verlegt.

So brachte es der materialistische Arzt zu einer Methode, aber nicht zu einer Kunst. Denn das Wesentliche der Kunst ist die schöpferische Intuition, die durch ein begeistertes Sichversenken in das Objekt von selbst, spontan, etwas schafft, das den Charakter des Notwendigen und Vollkommenen hat. Dieses Aufgehen und Aufblühen des Menschen in etwas, das rational nicht gefaßt werden kann, ist dem religiösen Erleben verwandt. Daher war in der Urzeit der Begeisterte, der Dichter, der Seher, der Arzt überzeugt, daß seine Begeisterung das Band zwischen dem Göttlichen und Irdischen herstellt, und war sich vor allem seiner priesterlichen Funktion bewußt. Denn diese Bindung ist der Sinn der Religion (re-ligare — wieder verbinden).

Durch die Krankheit wird diese Bindung gestört. Was war nun natürlicher, als daß man den Priester als Anwalt herbeirief, um die geordnete Verbindung wiederherzustellen? Der Arzt im Sinne der Alten brauchte deshalb nicht gelehrt, doch er mußte weise sein. In seiner eigenen Seele liegt die Kraft, die Dinge zu erkennen und die Ursachen zu begreifen. Da ihm die sichtbare Welt nur Erscheinung ist, wird er in der geistigen Welt die Ursachen suchen; weil er sich als Mikrokosmos fühlt, wird er die ganze Welt kennen, wenn er sich selbst kennt. Apollo war ursprünglich ein Heilgott, dem die Tempel von Bassä und Didyma geweiht waren; nicht umsonst stand auf seinem Tempel zu Delphi das berühmte „Erkenne dich selbst!“

Im Gegensatz zu diesen wirklichen Ärzten betrachte man den Typus des medizinischen Beutelschneiders, wie ihn etwa Jules Romains in seiner Komödie „Knock“ gezeichnet hat. Ärzte dieser Art sind bei uns heute natürlich unmöglich. Immer mehr dringt die Forderung durch, daß eine innere Berufung notwendig ist, um in diesen Berufen etwas zu leisten. Aus dieser Hingabe sind die Höchstleistungen zu verstehen, auf die unsere gelehrten Berufe mit Recht stolz sein können. Daher springen Ausnahmen stark in die Augen. So sehen wir die Forderung Nothnagels, daß nur ein guter Mensch ein guter Arzt sein kann, überall erfüllt. Als Beipiel für den Tiefstand der früheren atheistisch-materialistischen Medizin zitiere ich aus einer damals führenden Zeitschrift: „Wann endlich macht sich die deutsche Ärzteschaft von jener nach Moder riechenden Wahnidee frei, daß die Ärzte berufen sind, das Volk vor Krankheit, Elend, Armut und Siechtum zu schützen?“ (!)

Nun als Gegenbeispiel der gläubige Arzt Paracelsus: „Das sollt ihr Christen merken, daß Gott der Erst Arzt sein soll, denn er ist der höchst und nit der mindst, der mehrist und der gewaltigest, ohn den nichts geschicht. Aber die Heidnischen, die Ungläubigen, die schreien zu den Menschen umb Hilff: Aber ihr sollt zu Gott schreien, Er wird euch wohl zuschicken den Gesundmacher: es sei dann ein Heilig oder ein Arzt oder sich selbst.“ (I. 60.)

Diese tiefe Religiosität ist die Grundlage der Medi-

5*

zin des Theophrastus, aber keine leere Schwärmerei, sondern ein Wissen von den seelischen Kräften des Menschen und ihren Beziehungen zu dem göttlichen Urprinzip. Paracelsus operierte überhaupt nur mit Kräften; die Stoffe, z. B. die Medizinen an sich, wirken nichts, nur als Träger überstofflicher Kräfte haben sie die Fähigkeit, heilend einzuwirken.

Es ist also notwendig, zuerst die Grundelemente der paracelsischen Medizin kennenzulernen. Er sagt: „Daß ihr nun forthin recht verstanden, wie ich den Grund der Artzney führe und worauf ich bleibe und bleiben werde: nämlich in der Philosophey, nämlich in der Astronomey, nämlich in der Alchimey, nämlich in den Tugenden. Also daß die erste Säul eine ganze Philosophey sei der Erden und des Wassers. Und die andere Säul sei die Astronomey und Astrologey mit vollkommlicher Erkanntnus beider Element, des Lufts und des Feuers. Und daß die dritte Säul sei die Alchimey ohn Gebrechten mit aller Bereitung, Eigenschaft und kunstreich über die vier gemeldten Elementen. Und daß die vierte Säul sei die Tugend und bleibe beim Artzt bis in den Todt, die da beschließ und erhalte die anderen drei Säulen." (I. 10.)

Diese Stelle ist so wichtig, daß es sich verlohnt, sie eingehend zu betrachten. Nun ist aber Philosophie im Sinne des Paracelsus etwas anderes, als wir jetzt darunter verstehen. Nach Herbart ist sie eine Bearbeitung der Begriffe, nach Schopenhauer die Wissenschaft der Begriffe. Mit einer derartigen Begriffslehre hat Theophrastus nichts zu tun, ihm ist sie mit Scotus Erigena gleich einer Religion (... veram esse philosophiam veram religionem. De div. praed. I. 1. — Die wahre Philosophie ist die wahre Religion) oder im Sinne Jakob Böhmes: „Durch die Philosophie wird gehandelt von der göttlichen Kraft, was Gott sei, und wie im Wesen Gottes die Natur, Kerne und Elemente beschaffen sind, und woher alles Ding seinen Ursprung hat." (Aurora, Vorrede.) Für Paracelsus ist sie die Liebe zur Weisheit und, weil Gott die Quelle der Weisheit ist, die Liebe zu Gott. Alles, was nicht aus dieser Liebe kommt, ist eitel und nichtig. Diese Liebe schärft dermaßen seine Sinne, daß er nicht nur auswendig sieht, sondern auch inwendig. Wer also nicht hellsehend ist, ist kein richtiger Arzt. (IV. 308.) Der ganze erste Traktat des Buches Paragranum handelt von der Philosophie. Ich zitiere nur eine Stelle: „Das ist die Philosophey, auff die der Grundt der Artzney gesetzt ist. Nicht daß du den Menschen also ersehen sollst, sondern die Natur, was im Himmel beschlossen ist: dieselbe zeiget dir sie (d. i. die Philosophie) von Stück zu Stück an, denn aus denselbigen ist der Mensch gemacht." So wird ein jeder, der durch das Licht der Natur (d. i. den heiligen Geist) erleuchtet ist, die ganze Struktur des Menschen durchschauen und von selbst das Heilmittel finden. Doch er darf sich niemals von der Natur entfernen, das Äußere ist ebenso wichtig wie das Innere. Der richtige Philosoph schließt vom Äußern auf das Innere so, wie der Gärtner, der ein Samenkorn in die Hand nimmt, auf den ersten Blick erkennt, was für ein Baum aus ihm entstehen wird. Er muß das

Äußere in das Innere wenden und aus dem Makrokosmos den Mikrokosmos erkennen und umgekehrt. „Von dem nun, das unsichtbar ist, soll der Artzt reden, und das sichtbar ist, soll ihm in Wissen stehen, gleich wie einem, der kein Arzt ist, der erkennt die Krankheit und weiß, was sie ist, bei den Zeichen. Nun ist er aber darumb kein Artzt: der ist ein Artzt, der das unsichtbare weiß, das kein Namen hat, das kein Materia hat und hat doch sein Wirkung." (VII. 62.)

Zusammenfassend läßt sich also sagen, daß der Arzt im paracelsischen Sinn kein Alltagsmensch sein darf, sondern daß er als wahrer Philosoph der Natur innige Liebe entgegenbringen muß, und daß er durch seine sittliche Vervollkommnung auch seine Hellsichtigkeit, also auch seine Kunst steigert. Denn wenn er durch eine göttlich-geistige Veredelung geistiger geworden ist, so werden in ihm von selbst alle spirituellen Kräfte erwachen, die ihn über seine tierische Natur emporheben. Wenn er so wirklich zum Ebenbild Gottes gelangt ist, wird er zur klaren Einsicht in viele verborgene Geheimnisse der Natur gelangen, die den anderen Menschen unfaßbar sind. Die größte Gefahr für den Arzt ist die Habsucht, aus seinen Heilwirkungen unberechtigte Vorteile für sich zu ziehen. Diese Begier trübt seine innere Reinheit und macht ihn zur klaren Durchschauung der Dinge unfähig. Leider sind viele Ärzte derartige Menschen, die, statt der Menschheit nützlich zu sein, ihre gefährlichsten Schädlinge sind.

Die zweite Säule der Medizin ist die Astronomie und Astrologie, die der „obere Teil" der Philosophie ist. Ihr unterer Teil bezieht sich auf die beiden niederen Elemente, auf Erde und Wasser, die Astronomie auf Feuer und Luft. Die medizinische Astronomie ist im wesentlichen eine Erkenntnis der astralen Welt. Wie nämlich der Makrokosmos seine Gestirne, Planeten und Sonnen, hat auch der Leib seine Astra, die mit den äußeren Gestirnen korrespondieren. „Der Artzt muß ein Astronomus sein und die Zeit bedenken, damit er die Zeit wisse, wie er sich wehre und herrschen wölle, womit. Nicht daß genug sei, den heutigen Tag zu betrachten, sondern auch den morgigen Tag und alle zukünftige hernach von Punkten der Stund bis in den terminum und in der Zeit sehen, was dem noch zu tun sei: Und nit so unverstanden sein, daß er die Zeit in Luft schlage und sich selbst für einen unwissenden zu erkennen geb. Kann die Zeit Regen geben und Rosen bringen, Blumen und alle Ding vom ersten bis zum letzten fertigen: so kann sie auch die Krankheit bringen in die Ernt nach ihrem Gefallen. Vermag die Zeit das, soll das der Artzt beobachten, damit er das Mögliche und Unmögliche erkenne und verstehe, was ihm doch zu tun sei, damit nit die Kunst geschändet werde, so Gott beschaffen hat, und der Krank gebösert, was Gott nit will. Die Zeit ist scharf, denn die Zeit gibt alle Stund etwas Neues. In gleicher Weis wie des Menschen Gedanken sein, die alle Stund anders und anders sind, ...: also ists auch mit der Zeit. Wer kann nun ihr Schärf, ihr Heimblichkeit und Fürnehmen verstehen und erkennen? — Darumb soll sich der Artzt nit zuviel austun: denn es ist ein Herr über ihm, ist die Zeit, die mit dem Arzet spielet, wie ein Katz mit den Mäusen." (V. Appendix 5, 6. Kommentarien zu den Aphorismen des Hippokrates.)

Wie die indischen Theosophen lehren, liegt dem Dasein eines jeden sichtbaren Körpers eine astrale Konstellation zugrunde, d. h. jedes sichtbare Ding ist der sinnliche wahrnehmbare Ausdruck seines Astralkörpers, der wiederum von den Gestirnen abhängig ist. Diese astralischen Einflüsse affizieren den Astralkörper des Menschen und sekundär auch seinen physischen Leib. Die heilende Kraft der Pflanzen und sonstigen Arzneien liegt also nicht in ihrer chemischen Wirkung auf Blut und Nerven, sondern darin, daß ihre Astralkraft auf das Astrale des Menschen wirkt. Diese astrale Welt ist aber von der Konstellation des Planeten abhängig, d. h. eine und dieselbe Medizin ist nur bei einem gewissen Stand der Gestirne wirksam, bei jeder anderen Konstellation unwirksam, ja sogar schädlich.

Der Astronom ist nichts anderes als ein gesteigerter Philosoph. Der letztere erkennt die Natur der Dinge, ihre niederen Eigenschaften, der erstere aber ihre astralen Bedingungen. Philosophie ist bei Paracelsus eine religiöse Naturwissenschaft, seine Astronomie kann man als Astralreligion bezeichnen, wobei die erstere schon die Struktur der zweiten zeigt, nur daß bei dieser noch die astralen Einflüsse dazukommen. Deshalb ist uns der sichtbare Himmel ein Wegweiser des inneren Himmels, „und niemand kann ein Arzt sein, der den äußeren Himmel nicht kennt; denn in diesem sind wir selbst, und er liegt uns vor Augen. Der innere Himmel liegt uns aber nicht vor Augen, aber aus der Erkenntnis des Äußeren geht die Erkenntnis des Inneren hervor". Und „das Gestirn ist der Vater des Menschen, und vom Gestirn ist der Mensch. Nun gehet alle Infektion im Gestirn an (d. h. im feinstofflichen Astralkörper), und von diesem geht es auf den physischen Menschen über. Wie kann man erkennen, was der Himmel in uns wirkt, wenn man den Himmel in seiner Eigenschaft nicht kennt? Was ist das Erkennen selbst anderes als ein Astrum? So nun dieses Astrum die Kunst der Weisheit des Himmels ist, so soll es der Arzt sein". (I. 19.)

Die vier Elemente spielen bei Paracelsus eine wichtige Rolle. Weil der Mensch aus Erde ist, muß er essen, weil aus Wasser, trinken; weil aus Luft, atmen, weil aus Feuer, braucht er Wärme. So korrespondieren die Elemente mit ihm. Wird diese Verbindung gestört, so entstehen Krankheiten, die je nach ihrer Art einem der vier Elemente koordiniert sind. Der Arzt muß genau die Funktionen der einzelnen Elemente erkennen, um heilend eingreifen und die richtige Verbindung herstellen zu können. Gesundheit ist nur in vollkommener Harmonie mit dem Weltall möglich; ist in der astralen Welt etwas in Unordnung, so macht es sich auch im physischen Körper störend bemerkbar.

Von dem dritten Pfeiler der Medizin, der Alchemie, soll an dieser Stelle nur das behandelt werden, was in Beziehung zur Heilkunde steht. Denn das Stoffgebiet der Alchemie ist ein ungeheures; sie ist der Kernpunkt aller sogenannten okkultistischen Fragen, ist eine Religion innerhalb der Religionen und dabei so sehr mit

Symbolen überladen, daß es für den Laien überhaupt nicht möglich ist, sich nur einigermaßen in dem Wust der alchemistischen Schriften auszukennen. Jedenfalls ist die geläufige Meinung, den Alchemisten wäre es ausschließlich um die Erzeugung künstlichen Goldes zu tun gewesen, unrichtig. Alchemie bedeutet im Buche Paragranum und im Volumen Paramirum nichts anderes als die Tätigkeit des Menschen, das zu vollenden, was die Natur ohne Hilfe des Menschen nicht zustande bringt, kurzum die Verarbeitung der Rohstoffe für einen höheren Zweck.

Die Alchemie ist der „obere Teil" der Chemie und verhält sich zu ihr wie die paracelsische Astronomie zu seiner Philosophie. Während in der Chemie nur Stoffe miteinander verbunden oder voneinander geschieden werden, tritt in der Alchemie ein höheres, astrales Element dazu, das dem gewonnenen Produkt Leben verleiht. Vor allem ist der menschliche Körper ein alchemistisches Laboratorium, in welchem anorganische Stoffe Leben erhalten, und auch die astralen Einflüsse, die der Astronom erkennt, gelangen in der menschlichen Seele zum Bewußtsein, d. i. zum Leben. Diese alchemistische Kraft ist es auch, die in den Medizinen auf astralem Weg die Seele affiziert und so die Gesundung des Körpers herbeiführt. „Dieweil ein der Himmel durch seine Astra dirigiert, so muß die Arzney dermaßen in Luft (d. h. in einen ätherischen Zustand) gebracht werden, daß sie von den Astris regiert werden kann. Denn welcher Stein wird durch die Astris aufgehoben? Keiner als allein das Volatile (das Flüchtige), die Quintessenz, das

Arcanum. Danach muß man wissen, was das Astrum in diesem Arcano sei, und darnach, was Astrum dieser Krankheit sei, und was Astrum in der Arzney sei wider die Krankheit. Mache Arcana und richte sie gegen die Krankheit. Solches alles bringt zu End die Alchimey, ohne die die Ding nicht bestehen mögen." (Paragranum III. 3.) — Hier muß der häufig vorkommende Ausdruck Quintessenz erklärt werden. Paracelsus unterschied in jedem Ding fünf Daseinszustände, die stufenweise ineinander übergehen können, 1. den festen (Erde), 2. den flüssigen (Wasser) — beide Hauptgegenstände der Philosophie, 3. den flüchtigen (Luft) und 4. den feurigen (Feuer) — diese beiden, astralen Einflüssen zugänglich, sind Objekte der Astronomie; und 5. den ätherischen — Objekt der Alchemie. In diesem fünften Sein besteht das eigentliche Wesen der Dinge. Ähnlich ist die indische Lehre von den Tattwas: Prithivi — Erde, Apas — Wasser, Vayu — Luft, Tejas — Feuer und Akasha — Äther.

Die Quintessenz der Arzneien ist ihre Heilkraft durch die Influenz, die sie auf das menschliche Astrale hat. Um sie zu gewinnen und richtig anwenden zu können, hilft kein noch so fleißiges Studium, sondern nur eigene Erleuchtung und Intuition. „Diese Kunst kann keiner ausüben, der nicht die eigene Erkenntnis hat. Wenn du noch so viel lesest und wissest, so ist doch dein Wissen nicht dein Wissen. Die Alchemie ist die eigene Erkenntnis der großen verborgenen Tugenden, so in den Dingen der Natur liegen, die niemand offenbar sind, es sei denn, daß die Alchemie sie offenbar mache und hervorbringe. Ohne diese ist es, wie wenn jemand im Winter einen entlaubten Baum sieht, den er nicht kennt, und nit weiß, was darinnen ist, bis der Sommer kommt und eröffnet erst die Sprossen, dann die Blüten und Frucht. Also liegt die Tugend in den Dingen verborgen, im Menschen und nur der Alchemist kann sie erkennen.“ (Paragr. III.)

In diesem Kapitel behandelt Paracelsus auch die Therapie durch Farben, die auch nach der modernen Schwingungstheorie des Lichtes nicht ohne Berechtigung ist. Da alle sinnlich wahrnehmbaren Dinge nichts anderes als konkret gewordene Schwingungen sind, ist es möglich, daß sie durch andere Wellen, z. B. die des Lichtes, modifiziert werden können. Jeder Laie weiß, daß rotes Licht sinnlich erregt, blaues und grünes beruhigt, violettes feierlich stimmt. Auch die Versuche von Pflanzenphysiologen, welche das Wachstum von Pflan-

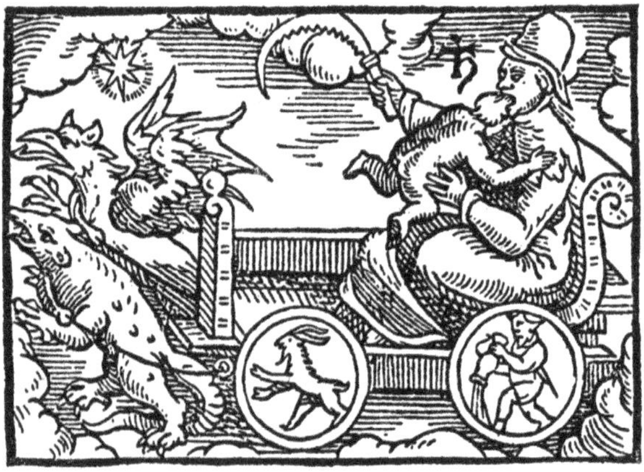

Symbolische Darstellung des Saturn

zen beobachten, die von verschieden gefärbtem Licht bestrahlt wurden, gehören hieher. Die alte Chemie hat jedem Planeten nicht nur ein Metall, sondern auch eine

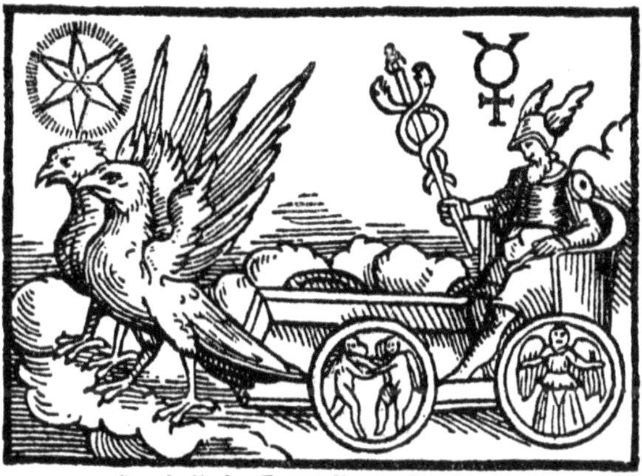

Symbolische Darstellung des Merkur

spezifische Farbe zugeschrieben: Saturn = Blei = stumpfgrün, Merkur = Quecksilber = gelb, Venus = Kup-

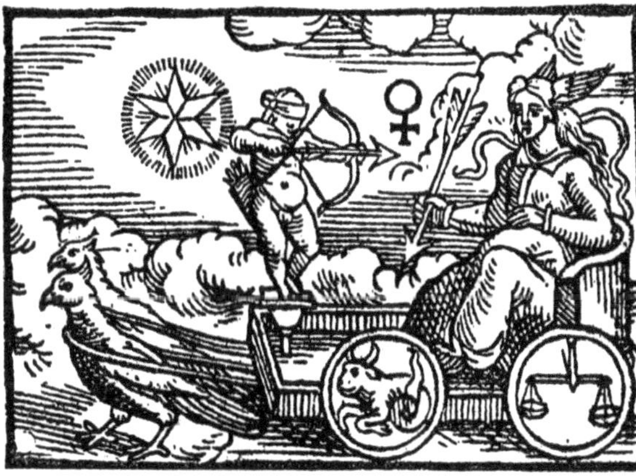

Symbolische Darstellung der Venus

fer = indigo, Jupiter = Zinn = blau, Mars = Eisen = rot, Mond = Silber = violett oder trübweiß, Sonne = Gold = orangerot. Dazu ist es auch wichtig, die Zahlen-

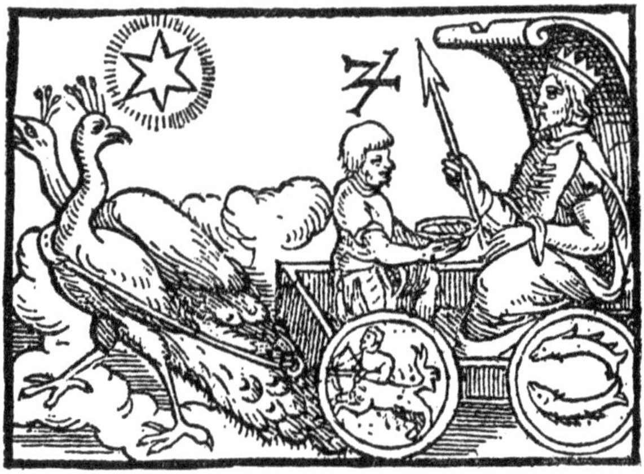

Symbolische Darstellung des Jupiter

werte der einzelnen Planeten zu wissen: Sonne positiv = 1, negativ = 4, Venus = 6, Merkur = 5, Mond

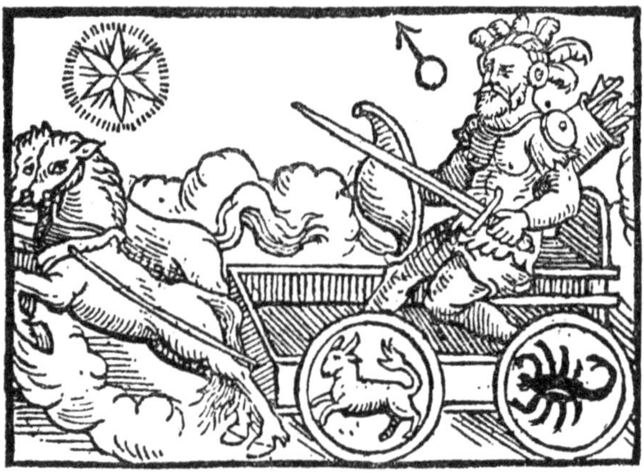

Symbolische Darstellung des Mars

positiv = 7, negativ = 4, Saturn = 8, Jupiter = 3, Mars = 9. Die okkulte Medizin wählt nun unter Berücksichtigung der Konstellation dasjenige Heilmittel,

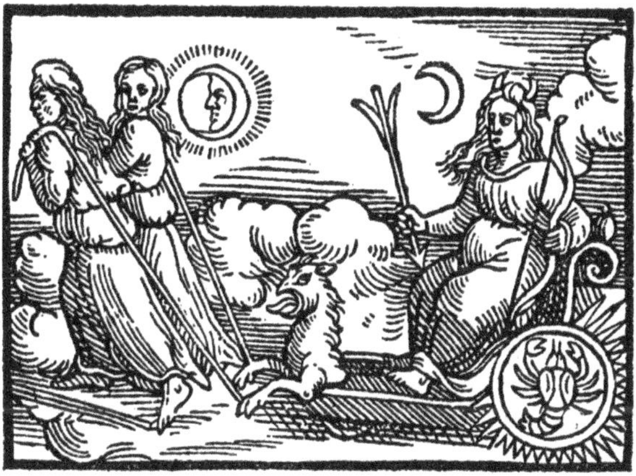

Symbolische Darstellung des Mondes

das mit dem erkrankten Körperteil korrespondiert. Es würde zu weit führen, hier alle Korrespondenzen an-

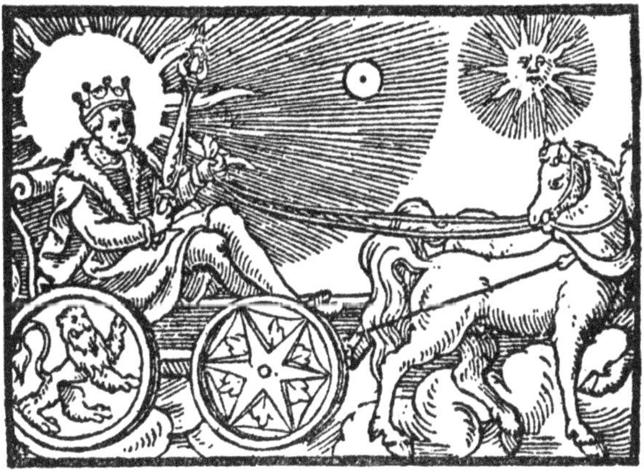

Symbolische Darstellung der Sonne

zuführen, die, wie immer betont wird, keinen unverrückbaren Kanon bilden, sondern immer von den Gestirnen modifiziert werden.

Theophrastus sieht seine Lehre von den drei Säulen der Medizin als den Hauptpunkt seiner Weltanschauung an, mit dem er steht oder fällt. Kein Wunder also, daß er in berechtigtem Stolz von sich sagt: „Wer auf diese drei Gründe nicht bauet, dessen Arbeit nimmt der Wind hinweg. Wenn mir auch die hohen Schulen nicht folgen, so ist das ihre Sach, sie werden noch niedrig genug werden. Ich will es auch dermaßen erläutern und fürhalten, daß bis auf den letzten Tag der Welt meine Schriften bleiben und wahrhafftig ... Es ist nicht mein Will, daß ihr (seine Gegner) in einem Jahr schon sollt fallen, sondern ihr müßt nach langer Zeit eure Schand selbst eröffnen. Mehr will ich richten nach meinem Tod wider euch denn vorher. Der Theophrastus wird euch kriegen auch ohne Leib!"

Die Grundlehren seiner medizinischen Alchemie kann man folgendermaßen zusammenfassen: Jedes Ding besteht nicht nur aus einem materiellen, sondern auch aus einem immateriellen Teil, der den ersteren wie eine Hülle umgibt. Diese Hülle von Strahlungen, Aura oder Perisoma genannt, ist der Sitz und Träger aller Qualitäten, mögen sie nun wissenschaftlich bekannt sein oder nicht. Gleichartige Strahlungen unterstützen einander. Die Aufgabe des Arztes besteht nun darin, die Art dieser Schwingungen zu erkennen und unter Beobachtung einer fördernden Konstellation ein gleichschwingendes Mittel zu finden, das in Korrespondenz mit dem

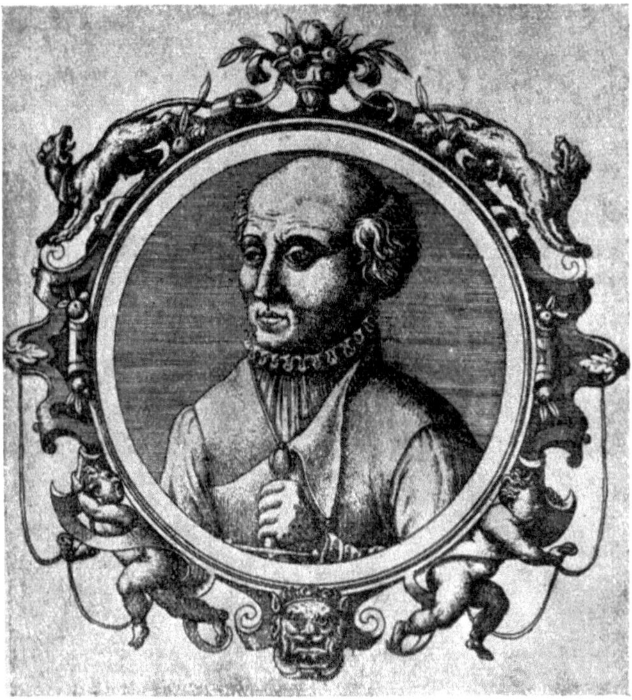

PARACELSUS

Medaillonbild eines unbekannten Stechers

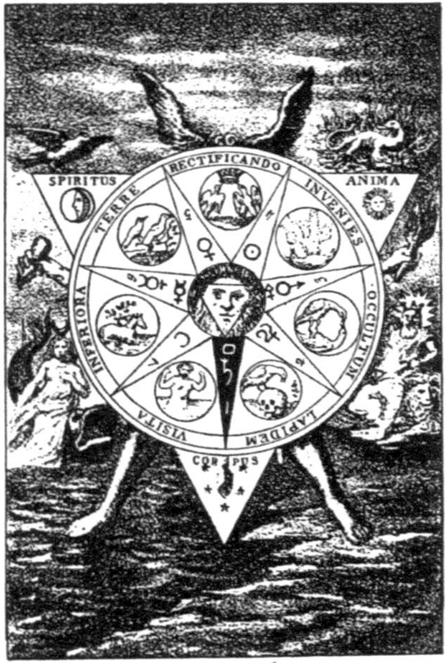

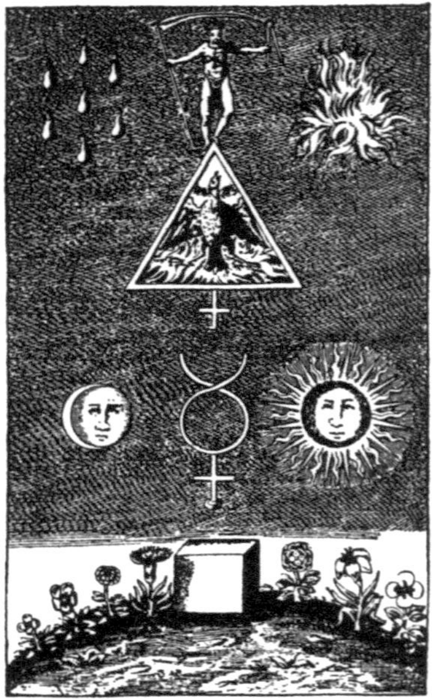

ALCHIMISTISCHE SYMBOLE NACH BASILIUS VALENTINUS

erkrankten Körperteil die Aura des Menschen stärkt und somit auch im physischen Körper wieder das Gleichgewicht herstellt.

Nun zur vierten Säule der Medizin, die von der Tugend des Arztes handelt. (Tugend bedeutet bei Paracelsus Persönlichkeit, ethischen Wert.) — Es ist einwandfrei festgestellt, daß die Heilkraft aller großen Ärzte nicht allein von der handwerksmäßigen Geschicklichkeit, sondern von ihrer suggestiv wirkenden Persönlichkeit ausgeht. Dies und der feste Wille des Kranken, gesund zu werden, sind die einzigen immer wirkenden Medizinen. Nicht bloß die Güte, die Ruhe, die Hilfsbereitschaft, die aus dem Auge des Arztes strahlen, auch seine ganze innere moralische Haltung, alle seine seelischen Bestrebungen, seine Triebe und Wünsche verändern die Heilkraft seiner Aura dergestalt, daß die heilende Kraft des Arztes, der sich in Liebe und Güte der Kranken annimmt, ungleich größer ist als alle Praxis des geldgierigen Menschen, der Medizin eben nur studiert hat, um mit Hilfe äußerer Verbindungen rasch in die Höhe zu kommen. Natürlich soll der Arzt eine materielle Entschädigung bekommen, denn „wer dem Altare dient, soll vom Altare leben". Doch der Heroismus eines Paracelsus, der die Großen der Welt gesund gemacht, zeitlebens in Armut gelebt hat und wie ein Bettler gestorben ist, wird nur wenige Anhänger finden. Man höre, wie streng er in der hohen Auffassung seines Berufes ist (aus der Archidoxis I.): „Wer für seinen eigenen Vorteil arbeitet, der ist kein Arzt. Ein Lamm wird deshalb gelobt, weil es zum Nutzen anderer Wolle trägt. Deshalb wird auch Christus als ein Lamm dargestellt. So soll auch der Arzt ein opferwilliges Lamm sein ... Der wahre Arzt ist von Gott gesandt und darf kein Aufschneider sein, kein altes Weib, kein Henker, Lügner oder Leichtfertiger; denn Gott läßt sein Wort und Heimlichkeit durch keinen Falschen offenbar werden, und alle die falschen Propheten werden ausgeschlossen."

Der wahre Arzt muß also nicht nur ein guter, sondern auch ein im tiefsten Sinn religiöser Mensch sein. Denn Gott ist die Quelle seiner heilenden Kraft; ihm dankt er alles, und so fühlt er sich als Gottes Abgesandten, der nicht nur den Körper, sondern auch die Seele der Siechen und Schwachen wieder aufrichtet. Und dieser Zusammenhang mit Gott ist unerschütterlich, kein Mißerfolg und kein Hohn wird ihn dazu bringen, sich von Gott abzuwenden. Nur muß er sein Inneres gut beobachten, denn manche Eingebung, die vorgibt, als wäre sie von Gott, stammt von unseren eigenen Begierden. Wenn er aber den Gesetzen der Natur folgt, ist es soviel, als ob er ein göttliches Gebot befolgen würde. Denn die Natur ist eine Erscheinungsform Gottes, und wer sich ihr mit inniger Liebe nähert, dem wird sie ihre Göttlichkeit und ihre Geheimnisse enthüllen.

Wie sehr auch materialistische Ärzte über die Heilmethode des Paracelsus den Kopf schütteln mögen, so ist es sicher, daß Hohenheim mit seiner alchemistisch-astrologischen Heilmethode nach dem Urteil der Zeitgenossen geradezu wunderbare Heilerfolge erzielt hat. Trotz allen Errungenschaften der modernen Medizin verdient die alte Spagyrik (so nannte man die alchemistisch-astrologische Therapie) volle Beachtung. Sie lebt auch heutzutage noch weiter. Es gibt in Deutschland eine Anzahl von Ärzten, die regelrecht ihren Doktor gemacht haben, aber eine spagyrische Praxis ausüben. Auch bestanden bis vor kurzem mehrere Laboratorien, in denen spagyrische Heilmittel hergestellt wurden; ich nenne nur das Stift Neuburg, Ziegelhausen bei Heidelberg, welches die Hauptmittel, Azinat und Trimult, bereitete.

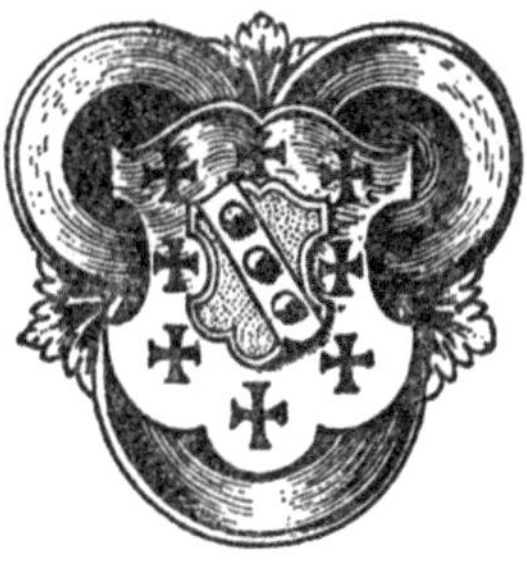

Wappen des Paracelsus

V

Von den fünf Krankheitsursachen

NACHDEM PARACELSUS DAS WESEN DER Medizin festgestellt hat, kommt er auf die Ursachen der Krankheiten zu sprechen. Die Quelle alles Daseins ist Gott, und die Ursache der Unvollkommenheit und Krankheit ist der Ungehorsam gegen sein Gesetz. Paracelsus unterscheidet nun fünf Prinzipien, auf die alle Krankheiten zurückzuführen sind, und zwar 1. Ens astrale, Krankheiten, die durch das Gestirn hervorgerufen werden und ihren Sitz im Astralkörper, in der Aura des Menschen haben; 2. Ens veneni, Krankheiten, die aus Unsauberkeit und giftigen Stoffen entstehen; 3. Ens naturale, Krankheiten, die ihre Ursache in der spezifischen Anlage des einzelnen Individuums haben; 4. Ens spirituale, durch magische Kräfte hervorgerufene Krankheiten, und 5. Ens Dei, Krankheiten, die der unerforschliche Ratschluß Gottes uns auferlegt hat.

ENS ASTRALE

Auch diese fremdartigen Begriffe können ohne Vergewaltigung dem heutigen Bewußtsein nähergebracht werden, wenn wir sie in unsere Vorstellungswelt übersetzen. Entkleiden wir das erste Ens seines mittelalterlichen Beiwerks, so können wir es die Sphäre des Gemeinsamen nennen. In gewissen Zeiten, meist durch Krieg, Not oder ein seelisches Erleben bedingt, sehen wir, wie die Menschen näher zusammenrücken, um als geschlossene Masse dem Unheil zu wehren. Wer früher stolz auf seine Vereinzelung war, schließt sich den Schicksalsgefährten an; aus Individuen wird also eine Gemeinschaft, die mehr als die Summe der einzelnen ist. Politische Strömungen, Kriege und Seuchen, das sind die „Gestirne" des Paracelsus, von denen der Lauf der Weltgeschichte regiert wird. Der Ausgangspunkt dabei ist aber immer in der geistigen Welt. Zuerst ist dort eine Spannung, und aus dieser entsteht dann der Krieg. Die geistige Welt, in der der Krieg entsteht, ist für den Menschen niemals ganz durchschaubar, denn sie ist das Schicksal, das die Geschichte macht.

Jedenfalls ist uns klar, daß die Welt nicht von Logik und Vernunft gelenkt wird, denn sonst hätte die Menschheit schon längst ihre höchste Entwicklung erreicht. Es ist uns bekannt, wie sehr dabei Begehrungen, Bluterbe, große Vorbilder und die seelische Grundhaltung der Völker mitspielen. Aber auch Unberechenbares wirkt mit, worüber wir nur einige Vermutungen anstellen können, Sonnenflecken, erdmagnetische Schwankungen, atmosphärische Spannungen, Wechsel im Vitamingehalt der Nahrung; von Jahr zu Jahr sind wir immer neuen Ursachen auf der Spur; vielleicht werden wir einmal sogar den Einfluß der Gestirne wieder gelten lassen.

Aber auch ohne diese Vermutungen wissen wir — denn die jetzige Generation hat es erlebt —, wie bei der

Bildung von Gemeinschaften etwas Unsichtbares mitwirkt, das fast wie ein Wunder anmutet. Und es ist wirklich ein Wunder, durch die Kraft eines einzigen aus der Zersplitterung in die Einheit zu finden, aus der angstvollen Vereinzelung in die furchtlose All-Einheit. Es ist wie die Rückkehr zu einem Ursprung, zu den Uranfängen des Seins. Was also für ein ganzes großes Volk als erlebte Tatsache bekannt ist, gilt auch für jede andere, kleinere Ordnung, für die Familie, ein Haus, ein Dorf. Überall wird man erkennen, wie Überrationales bei seinem Entstehen mitgewirkt hat, „Zufälle", die aber dem Entstehenden ihren Charakter aufgeprägt haben. Wo hat der „Zufall" beim Kennenlernen des Ehepartners, bei der Berufswahl, bei Geburt und Tod nicht mitgespielt? Der Mensch ist eben kein Automat. Und alles, was jenseits des Errechenbaren sein Leben bestimmt, das ist bei Paracelsus das Ens astrale. Doch nun zurück zu Hohenheims eigentlicher Begriffswelt!

Wie wir gesehen haben, ist der Geistkörper, das Prisoma, das den materiellen Körper umgibt, Träger alles Lebens. Ein Ding ist tot, wenn es kein Astrale mehr hat. Da aber die Natur ein lebendiges Ganzes bildet, sind ihre einzelnen Lebewesen in ununterbrochenem Kontakt miteinander, nicht durch körperliche Berührung, sondern dadurch, daß sich die einzelnen Astralkörper gegenseitig influenzieren. Darin beruht ja vor allem die Heilkraft der allheilenden Natur, daß sie durch ihre harmonisch-förderlichen Strahlungen die im Einzelfall unharmonisch gewordene Schwingung des erkrankten Wesens wieder in die richtige Ordnung zurückführt. Die Krankheiten, die aus der Astralwelt kommen, zeichnen sich durch ihre Leidenschaftlichkeit aus und verschwinden erst, wenn sie durch etwas Übergeordnetes, wie Güte, Liebe, Mitleid, Verzeihen aufgelöst werden. Der leidenschaftliche Wille vieler böser Menschen bringt eine Unordnung in der Astralwelt hervor, die sich dann in der physischen Welt manifestiert. Plötzlich auftauchende Krankheiten, die man bisher nicht kannte, Dürre, Pest und sonstiges Unheil gehen auf Störungen in der Astralwelt zurück. Daß die Sterne dabei einen großen Einfluß haben, ist selbstverständlich, doch darf man sich diese Abhängigkeit nicht grob mechanistisch vorstellen. Auch für Paracelsus gilt der alte Astrologenspruch: Sidera inclinant, sed non necessitant, die Gestirne machen geneigt, aber sie zwingen nicht. Es müssen also vom Menschen die Vorbedingungen gegeben sein. Und dann hat er immer noch die Kraft, den bösen Einfluß des Gestirns zu beugen: „In deiner Brust sind deines Schicksals Sterne!“ Wofern das Ens Dei nicht widerstreitet, kann er dem Einfluß des Gestirns entgehen. Aber dies erfordert strenge Selbstbeobachtung, Selbstdisziplin und -überwindung. Daher sagen die Inder, daß nur ein Yogi den Einfluß der Gestirne brechen kann.

ENS VENENI

Während das Ens astrale eine zusammenschließende, bindende Gewalt ausübt, könnte man umgekehrt das Ens veneni als eine lösende Kraft bezeichnen. Der

Mensch lebt nicht bloß als Gemeinschaftswesen, sondern auch als Einzel-Ich, was nur dadurch möglich ist, daß er sich bewußt von der Umwelt abschließt und nur das für sich annimmt, was seiner Art entspricht. Dieses Loslösen und die Auswahl des Tauglichen erfordern Umsicht und eine gewisse Weltkenntnis, denn sonst kann es vorkommen, daß er nicht das Richtige für sich auswählt. Vergreift er sich in der Wahl der Nahrungsmittel, so vergiftet er sich, oder er verhungert; schützt er sich nicht gegen die Kälte, so erfriert er; ist die Luftzufuhr beim Atmen ungenügend, so erstickt er. Er erfährt also Einflüsse der Umwelt, die durch seine ungeschickte Auswahl für ihn schädigend sind.

Zwar ist jedes Wesen der Natur an sich vollkommen, aber seine Beziehungen zum Menschen hängen von naturgewollten inneren Kräften ab. Da sind zwei Früchte, zum Verwechseln einander ähnlich. Die eine ist eine köstliche Labe, die andere ein tödliches Gift.

Die Welt ist also voller Spannungen und Fallstricke, die irgendwie überwunden werden müssen. Da ist ein Bach, der einen trockenen Acker netzt. Wird er nicht von mir eingedämmt, so verschüttet er im Frühjahr das Feld mit Gerölle. Ich muß also Kraft und Geschick aufwenden, um die für mich schädlichen Auswirkungen der Natur zu brechen.

Erst durch meine ordnenden Eingriffe wird die Natur mir einverleibt. Das glückt mir in den wichtigsten Fällen des Alltags, aber es bleibt immer ein Rest, der sich meinen Eingriffen entzieht. Etwas Unerklärliches, das darauf lauert, mir zu schaden. Das eben ist das Ens veneni.

Im Ens astrale wird der Mensch in eine All-Einheit gebettet. Im Ens veneni wird er aus ihr herausgerissen und muß das Gute und das Böse unterscheiden. Damit beginnt die Verantwortung, der Irrtum, die Verblendung, kurz, die Tragödie.

Paracelsus sieht in diesem Ens vor allem die Kunst, das Richtige vom Unrichtigen zu scheiden und dann sich einzuverleiben. Und diese Scheidekunst heißt er Alchemie.

Im Wesen Gottes, des absolut Vollkommensten, liegt der Begriff der Reinheit. Jeder Abfall von ihm muß daher als Unreinheit erscheinen. So ist auch jedes Lebewesen, vor allem jeder Mensch, an sich rein, aber dadurch, daß es Speisen zu sich nimmt, die aus der unreinen Natur stammen, wird der ganze Körper verunreinigt. Denn die Natur der Pflanzen und Tiere wird ebenso wie die des Menschen von Leidenschaften beherrscht, die auf den Menschen übergehen können, d. h. die Astralwelt dieser Wesen geht, wenn sie als Speise dem Menschen assimiliert wird, auf diesen über und schädigt ihn. Daher sind manche Pflanzen und Tiere für den Menschen „Gift", während sie für andere Tiere als Speise gefahrlos sind, und umgekehrt, was für manche Tiere „Gift" ist, können wir gefahrlos genießen. Der Verdauungsprozeß im Magen ist also ein alchemistischer Vorgang, der naturgemäß von selbst arbeitet, indem er das Gute für sich gebraucht und das Böse ausscheidet. „Also merket, so der Alchemist (d. i.

der Magen) presthaft ist, daß das Gift nicht mag nach vollkommener künstlicher Art vom Guten gescheiden werden, und wird also aus dem Gift und Guten ein vereinigte putrefactio (Verwesung), und darnach ein digestio (Verdauung): Dasselbig ist das, das uns anzeigt die Krankheit des Menschen. Denn alle Krankheit, so der Mensch hat aus dem Ens veneni, dasselbige kommt ihm aus der gefäulten Digest." (I. 26—27.)

Anschließend an die Lehre vom Ens veneni legt Paracelsus seine Anschauung über das Wesen der Materie nieder. Wie viele Alchemisten vor ihm erkennt er nur e i n e Urmaterie an, die sich aber in jedem Ding verschieden äußert. Jedes Wesen besteht nach ihm aus sal = Salz, sulphur = Schwefel und mercurius = Quecksilber. Natürlich sind darunter nicht unser chemisches Salz, Schwefel und Quecksilber zu verstehen, sondern Zustände der Materie, und zwar Salz = das physische Prinzip, Schwefel = die Energie der Natur, Quecksilber = die Intelligenz der Natur. Die Verschiedenheit in der Stärke von sal, sulphur und mercurius in jedem einzelnen Ding erklärt die Mannigfaltigkeit der Welt trotz der gleichbleibenden Urmaterie. „Darum ist es nötig, daß der Arzt diese drei Dinge in allen ihren Eigenschaften wohl erkenne; nicht so, wie er sie sich in seiner Phantasey vorstellen mag, sondern in Wahrheit. Diese drei Substanzen geben allen Dingen ihre Körperlichkeit und jede von ihnen hat ihre besonderen Eigenschaften. Wenn unter diesen Uneinigkeit in ihrem Wirken entsteht, so ist eine Krankheit das Ergebnis." (Paramirum I.) — So muß auch der Mensch in seiner

Nahrung die ihm notwendige Menge von sal, sulphur und mercurius sich einverleiben. Fehlt es nun an einem, so werden die beiden andern wirkungslos, d. h. die Nahrung wird ihm zum Gift.

Das erklärt auch die mystischen Speisevorschriften und Fastengebote, die sich in jeder Religion vorfinden. Auch in neuerer Zeit gewinnen mystisch fundierte Speiserituale große Verbreitung, die, richtig verstanden, sich mit der paracelsischen Lehre vom Ens veneni oft ziemlich decken, obwohl ihr Ausgangspunkt durchwegs ein anderer ist.

ENS NATURAE

Im Ens veneni hat der Mensch in das Naturreich gegriffen, das ihm Taugliche daraus ausgewählt und zu sich genommen, das nicht Taugliche aber als Gift verworfen. Im Ens naturae wird nun erklärt, daß dieser Vorgang nicht immer gleichbleibt, sondern nach den Gesetzen des Lebensrhythmus abläuft. Jede der einzelnen Lebensstufen hat die ihr eigene Naturbeziehung. Was dem Kinde ein „Gift" ist, muß es nicht dem Manne oder Greise sein. Alles in der Natur geschieht in der von ihr selbst festgesetzten Zeitenfolge. Ein Überschreiten oder Mißachten des von der Zeit gesetzten Maßes wäre für den Menschen unheilvoll.

Man könnte also diese Sphäre kurz so erklären: dieses Ens enthält die für jede der Lebensphasen notwendigen Pflichten. Und diese sind wie alles bei Paracelsus zugleich irdisch und himmlisch. Wie das Leben in der Natur wieder beginnt, wenn die Sonne am Himmelsbogen den richtigen Stand erlangt hat, so beginnt auch beim Menschen das schöpferische Leben, wenn sein Verstand, die mikrokosmische Sonne des Menschen, zur Entfaltung kommt. Dadurch ist es naheliegend, auch die übrigen Planeten in Beziehung zu bringen, und das heißt in diesem Ens, sie einzelnen Organen unterzuordnen. Die Ausdeutung einzelner Körperteile als Wirkungsgebiete gewisser Planeten ist uraltes Sagengut und gehört eigentlich in die paracelsische Anthropologie.

Die Darstellung dieses Seinsbegriffes erfordert eine Darlegung der Lehre vom Menschen. Die paracelsische Anthropologie beruht, wie bereits erwähnt, durchaus darauf, daß der Mensch, der Mikrokosmos, das Abbild der großen Welt, des Makrokosmos, ist. „Wie der Himmel an sich selbst ist mit allem seinem Firmament, Konstellationen, nichts ausgeschlossen, so ist auch der Mensch konstelliert in sich selbst und für sich selbst gewaltiglich. Wie das Firmament im Himmel für sich selbst ist und von keinem Geschöpfe regiert wird, ebensowenig wird das Firmament im Menschen, das in ihm ist, von anderen Geschöpfen gewaltigt, sondern es ist in ihm allein ein gewaltiges, freies Firmament ohn alle Bindung." (De ente naturae.) So ist jeder Mensch für sich ein Individuum, eine Eigenheit, die nur aus sich selbst und den eigenen Gesetzen erklärbar ist. Denn die Natur wiederholt sich niemals. Das paracelsische „Firmament" ist also die individuelle Grundlage, ein geistiges Prinzip, das in sich selbst besteht und keiner Nahrung bedarf, im Gegensatz zum physischen Leib. „Denn zweifach ist der Leib: Firmamentisch und erdisch. Aber ihr sollt wissen, daß der Mensch zwei Geschöpf an ihm hat, die selbstspeisende und die manglende. Und wie wir euch erzählen, daß etwas im Leib ist, das der auswendigen Speis nit bedarf: Das ist das Firmament im Leib. Denn wie der Himmel steht in seim Firmament ohn Nahrung, also stehet auch das leibliche Firmament. Aber der corpus, der als viel ist als die Erden, der gibt von ihm selbst Nahrung den Gliedern." (De ente naturae.)

Nun wird das menschliche „Firmament" mit dem kosmischen in Verbindung gebracht. Wie in der Natur sieben Prinzipien, die in sieben Planeten ihren Ausdruck finden, regieren, so beherrschen die gleichen Planeten das menschliche Firmament. Die Schrift „Coelum philosophorum" handelt ausführlich darüber und gibt vor allem die Influenzien und die Wirkung der Konstellationen an. Interessant ist, daß die wichtigsten Körperteile der Herrschaft der Planeten unterliegen. Hier soll nur eine kurze Skizze das System beleuchten:

1. Jupiter gibt die Kräfte des Geistes und regiert die Leber. Je näher er bei Sonne und Mond steht, desto größer wird seine Kraft.

2. Merkur ist das Symbol des höheren geistigen Bewußtseins und regiert die Lunge. Er drückt das Flüchtige aus; durch seinen Einfluß werden die Körper fluidisch, so daß sie aufeinander wirken können. „Corpora non agitant, nisi sunt fluida."

3. Venus, das Symbol jeglicher liebender Beziehung, regiert die Nieren. Sie gibt allen Dingen ihren Glanz. — Nun muß aber beachtet werden, daß kein Planet,

bzw. kein Metall für sich selbst bestehen kann, denn er enthält gleichzeitig die Eigenschaften der sechs anderen Planeten in sich, plus seiner spezifischen Qualität. So heißt es, daß die sechs anderen Planeten der Venus ihre Farbe gegeben haben.

4. Saturn drückt die Zusammenwirkung der Natur aus, bedingt einen verschlossenen Charakter und beherrscht die Milz. Ohne ihn wäre alles flüchtig, durch ihn wird es fest und schwer. In der Astrologie gilt er als maleficus, als der Unheilbringer.

5. Mars bedeutet Energie und Leidenschaft, die sich zum Guten ebenso leicht wenden kann wie zum Bösen; er regiert die Geschlechtsteile. In Verbindung mit Jupiter oder der Sonne führt er zu höchsten Ehren.

6. Luna, der Mond, ist das Symbol der Nichtwirklichkeit und ohne Sonne wirkungslos. Er beherrscht den Kopf, besonders das Gehirn.

7. Sol, die Sonne, bedeutet das alles belebende Feuer, das immer lebende Feuer Heraklits, regiert alle anderen sechs Planeten und beherrscht das Herz.

So ist im Mikrokosmos alles enthalten, was im Makrokosmos ist: die vier Elemente, die Dreiteiligkeit von Körper, Seele und Geist als Sal, Sulphur und Merkurius, ja sogar der Tierkreis! Denn jeder Planet hat in seinen Wirkungen zwei Pole, einen positiven und einen negativen. Wenn die sechs im übergeordneten siebenten zum Ausdruck kommen, in der Sonne, im menschlichen Herzen, so ist die heilige Zwölfzahl gegeben. Ja die Astrologie zeichnet den zodiakalen Menschen graphisch auf, wie er sich über den ganzen Weltenraum bis zum

Uranus und Neptun erstreckt und wie die einzelnen Tierkreiszeichen die einzelnen Gliedmaßen beherrschen. (Vgl. die Abbildung auf S. 317 in „Astrologie, ihre Technik und Ethik“ von C. Aqu. Libra, Amersfoort, Holland, 1915.)

So ist das Firmament jedes einzelnen Menschen nach Maß und Gesetz feststehend. Das ist eben sein Ens naturale. Deshalb kann man von einer Vorherbestimmung reden, die jedem Menschen ein besonderes Schicksal zuteilt. Wer also im sichtbaren Firmament und im menschlichen alle Konstellationen kennen würde, könnte das Leben dieses Menschen mit einer gewissen Genauigkeit voraussagen. Paracelsus neigt hier also der Prädestinationslehre zu, aber nur dermaßen, daß der Grundcharakter (der aus der Mischung der Gestirnseinflüsse entsteht) konstant bleibt, also sein Temperament. In der Konstellation seines Firmaments können sich auch üble Saturn- und Marseinflüsse ergeben. Das sind dann die Krankheiten, die aus dem Ens naturale kommen, also angeborene Krankheiten, die entweder chronisch sind oder durch einen Gestirnseinfluß akut werden. Diese Krankheiten können nicht mit materiellen, sondern nur durch geistige Mittel geheilt werden. Leider gibt Paracelsus nicht an, auf welche Weise dies geschehen soll. In diesem Kapitel scheint sich Hohenheim zu sehr in Theorie verloren zu haben.

ENS SPIRITUALE

Am schwierigsten ist das Ens spirituale zu fassen, aber auch zu ihm gibt es einen leicht verständlichen

Weg. Die ersten drei Entia behandeln die drei Lebenssphären des Leiblichen, die gemeinschaftbildenden Kräfte, die aussondernden und die vom Lebensrhythmus bestimmten. Die vierte Sphäre geht über das Körperliche hinaus und schlägt eine Brücke zu den seelischen Bereichen. Mit diesem Ens beginnt ein Mensch den anderen zu verstehen. Damit ist aber keineswegs ein intellektuelles oder analytisches Verstehen gemeint, sondern ein unwillkürliches, intuitives, das in Wirkung tritt, ehe ich noch darüber nachgedacht habe. Man könnte es also das Bereich der Sympathie und des Wohlgefallens nennen. Ich bin einem Menschen beim ersten Anblick gewogen. Irgend etwas, was ich mir nicht erklären kann, stellt ein freundliches Band mit ihm her. Also ein ästhetisches Wohlgefallen dient zum Ausgangspunkt der nun folgenden geistigen Annäherung. Damit bin ich zum Du vorgestoßen, das ich als Individuum erlebe. Und damit ist der erste Schritt getan. Vom ersten Du finde ich leicht den Übergang zu anderen Wesen gleicher Art. Das verbindende Glied ist die Sprache, das Werk, das aus den gemeinsamen Geistbestrebungen entsteht, ist eine gemeinsame Kultur. Ähnliche Gedankengänge finden sich 400 Jahre nach Paracelsus im „Kosmogonischen Eros“ von Ludwig Klages.

Geist ist also bei Paracelsus niemals eine Abstraktion, sondern immer etwas Bestimmtes. Geist ist die Liebe zum anderen, Geist ist die Sprache, ist das aus gemeinsamer Liebe entstandene Werk. Erst in dieser Sphäre ist der Mensch ein vollwertiger Mensch, ein Geisteswesen, das sich über die leiblichen Bedingungen erhoben hat.

Die Gedankengänge des Meisters über dieses Ens sind ungefähr folgende:

Im vierten Traktat des Buches Paramirum stellt Paracelsus zuerst die souveräne Macht des Geistes dar, der in den materiellen Dingen zum Ausdruck kommt. Vor allem sind die Imagination und die Kraft des Willens ein bekannter Ausdruck dafür. So können auch die spirituellen Kräfte schädigend auf den Körper einwirken, was ein jeder aus eigener Erfahrung kennt: Schreck, Angst, Furcht, Verzagtheit, welche das leibliche Wohlbefinden beeinträchtigen. So kann der menschliche Körper auch Einflüssen ausgesetzt sein, die auf die geistigen Kräfte eines anderen zurückgehen, wofern zwischen ihnen ein Kontakt hergestellt ist. Hier erinnert sich jeder an die seelische Affinität aus Goethes Wahlverwandtschaften. Was hier unbewußt als Attraktion und Repulsion in Wirkung tritt, kann auch durch den Willen bewußt in Bahnen gelenkt werden, und Paracelsus ist geneigt (wie später Schopenhauer), eine Suprematie des Willens über alle anderen geistigen Kräfte anzunehmen.

In der geistigen Welt gilt dasselbe Kräfteverhältnis wie in der körperlichen. Wenn eine geistige Kraft, z. B. ein intensiv gerichteter Wille, auf eine andere trifft, so ergibt sich unter Hinzuziehung der mitbestimmenden körperlichen Beeinflussungen ein ähnliches Kräfteparallelogramm wie in der Mechanik. Die wirkenwollende Kraft wird sich zur leichtesten Erreichung ihres Zieles einen Locus minoris resistentiae, eine Stelle des leichtesten Angriffs, wählen und „dasselbig beschicht durch das Medium ihres Schlafs, also, so sie schlafen, so werden ihre Träum an dem andern verbracht und erfüllt, also daß dein Geist den andern Geist im Schlaf zu dir bringt, und dann im Schlaf unwissend, als im Traum, denselbigen durch dich selbst letzest, und das durch das Medium deines Worts, das dir im Schlaf ausgehet, ohne dein Wissen.“ (I. 54, 55.) Das heißt also: Der Geist (der Astralkörper) hat im Traum seine größte Freiheit und die stärkste Kraft, auf andere geistige Wesen zu wirken, und umgekehrt, im Schlaf ist er fremder spiritueller Beeinflussung am leichtesten zugänglich. Zu einer solchen Beeinflussung im guten Sinn gehören alle liebenden Gedanken, alle Gefühle der Zuversicht, der Freude, der Kraft, die dem andern zugesendet werden oder mit denen der Betreffende sich selbst stärkt. Hier setzt mit der gleichen Methode wie Paracelsus die moderne Psychotherapie ein, über die das Buch von Charles Baudouin über Autosuggestion ausführlich berichtet und die in der Schule von Nancy durch Coué glänzende Heilerfolge aufzuweisen hat. Was aber diese Mediziner als eine funktionelle Kraft der Seele erklären, galt für Paracelsus als ein persönlicher Geist oder ein Geistgebilde, das auch losgelöst vom Körper seine Wirkung erzielen kann. Natürlich gehört in dieses Gebiet auch das Gebet mit seiner heilenden Kraft. (Vgl. darüber die ausgezeichnete Untersuchung von Fr. Heiler, Das Gebet, München 1920.) Hiermit geht die Lehre vom Ens spirituale in die Theologie über.

Wie diese Gedanken eine stärkende und heiltätige Wirkung haben, so sind sie verderblich und die Ursachen vieler Krankheiten, wenn sie in feindlicher Absicht gegen einen Menschen gerichtet werden. Das Böse, das dem anderen andauernd und mit starker Willenskraft gewünscht wird, dringt im Schlaf oder in einem unbewachten Augenblick in den Astralkörper des Betreffenden ein und richtet dort die beabsichtigte Verheerung an. In seltenen Fällen kann es auch vorkommen, daß die Seele eines kürzlich Verstorbenen Besitz von einem menschlichen Körper ergreift, dessen Astrale sich im tiefen Schlaf vom Körper getrennt hat, und dann in dem fremden Körper wütet; das wäre dann ein Fall von Besessenheit. Einige Fälle dieser Art untersuchte der Arzt und Dichter Justinus Kerner in seinem Buch „Die Seherin von Prevorst".

So gibt es nach Paracelsus eine Anzahl von Krankheiten, die auf einen derartigen dämonischen Einfluß zurückgehen, z. B. Fieber, Epilepsie, Schlagfluß und die meisten Nervenkrankheiten. Wie aber im Schlaf viele Krankheiten kommen, so ist der Schlaf auch oft ein Arzt. Oft kommt es vor, daß ein Kranker nach einem tiefen Schlaf seiner Umgebung das Heilmittel nennt, das ihn sicher gesund machen wird. Man befolgt seine Angaben — und er wird wirklich gesund. Außer der heilenden Autosuggestion kam es folgendermaßen zustande: Die Astralseele erhielt im Schlafe helfenden Beistand von gutgesinnten Geistern, die das richtige Heilmittel dem Kranken nannten. Ähnlich war der Tempelschlaf in Epidauros, wo der Heilgott Asklepios den Kranken im Traum erschien und ihnen das Heilmittel nannte. Ähnliches wird auch von vielen Heiligen berichtet, die nach inbrünstigem Gebet die heilenden

Mittel nannten, durch welche ihren fernen Freunden geholfen werden konnte.

Eine ähnliche Hellsichtigkeit muß auch der wahre Arzt entwickeln, und das kann er nur, wenn er von wahrer Menschenliebe erfüllt ist. So kann er durch die Kenntnis des Ens spirituale Krankheiten heilen, bei denen eine materialistische Medizin versagt.

ENS DEI

In Kenntnis der vier Entia hat nun der Arzt die Möglichkeit, den Grund der Erkrankung, nicht die Ursache, zu bestimmen, während sich der heutige Arzt meist mit dem Erkennen der unmittelbaren Verursachung begnügt. Es sind also die vier Sphären, deren Ordnung irgendwie gestört worden ist. Die Heilung geschieht nun dadurch, daß der Arzt den Kranken in die betreffende Ordnungssphäre richtig einbettet. Die ärztlichen Rezepte haben dabei nur untergeordnete Bedeutung und sind im vierten Ens ganz überflüssig, wo die verordnete Medizin nur psychischer Art sein kann. Mit Blitzdiagnosen und Blitzrezepten ist darin bei Paracelsus nichts anzufangen. Der paracelsische Arzt muß sich eingehend um den Lebensweg seines Patienten kümmern, wobei keine noch so belanglose Kleinigkeit übersehen werden darf. Erst wenn dessen Lebensbuch bis zur letzten Seite durchgelesen ist, hat der Arzt einen klaren Überblick über die Art der Störung und kann dann zu deren Behebung schreiten.

Natürlich kann es auch vorkommen, daß sich in einigen Fällen verschiedene Sphären schneiden. Ein Haßgefühl (ens spirituale) kann bewirken, daß sich ein Mensch in der Wahl der Nahrung vergreift (ens veneni) oder daß er das seinem Lebensalter Entsprechende nicht erkennt. Oder eine durch kosmische Ursachen herbeigeführte atmosphärische Spannung (ens astrale) lähmt seine klare Erkenntnis, daß er sich gegen die Ordnung eines anderen ens vergeht.

Durch die Kenntnis der vier Entia ergibt sich die Folge, daß die Therapie des paracelsischen Arztes die einer Gesundheitsführung ist. Durch diese Kenntnis könnte jeder Mensch sein eigener Arzt sein. Doch weil nichts schwieriger als Selbsterkenntnis ist, wird ein Außenstehender, also der Arzt, in den meisten Fällen ein besserer Heiler sein.

Die Medizin des Paracelsus ist also letzten Endes ein Erkenntnisproblem wie die Tragödie. Wäre der Arzt unfehlbar in seinem Erkennen, so wäre die Heilung mit absoluter Sicherheit zu erwarten. Nun aber schiebt sich zwischen die menschliche Unvollkommenheit und die heilende Kraft der Natur noch etwas, was über ihn hinausgeht. Die Welt ist eben kein Mechanismus, wo man nur auf einen Knopf zu drücken braucht, und der gewünschte Erfolg stellt sich ein.

Denn Krankheit und Heilung liegen nicht nur auf einem irdischen, sondern auch auf einem göttlichen Plan. Im Weltenplan hat jede Krankheit die Aufgabe, den Menschen zu läutern, ihn in ein Fegefeuer zu schicken. Welche Art von Leiden zu diesem Zweck verhängt wird und wie lange die Zeit des irdischen Fegefeuers dauern soll, weiß letzten Endes nur Gott allein. Nur

Gott kann es fügen, daß diese Zeit verlängert oder auch abgekürzt werden kann. Dieses Eingreifen der Gottheit erinnert an den griechischen Kairos, nur daß ihm hier eine medizinisch-pädagogische Bedeutung zukommt.

Der Arzt muß also die Grenzen seines Berufs erkennen, die er nicht überschreiten kann. Und dies hält ihn vor Stolz und Dünkel zurück. Da beginnt für ihn sein eigenes Fegefeuer, wo er ratlos vor höheren Gewalten steht und nicht helfen kann, weil er nicht helfen darf.

Dann nicht an sich, an Gott und der Welt zu verzweifeln, gehört zu den schwierigsten Aufgaben seines Berufs.

Diese Gedanken führen uns der fünften Sphäre entgegen, dem Ens Dei.

Letzten Endes sind alle die vier erwähnten Entia nichts anderes als Gestaltungen des göttlichen Seins. Wie in der Sonne alle anderen sechs Planeten enthalten sind, so enthält das göttliche Ens die anderen vier. Aber außerdem enthält es noch eine spezifische Eigenschaft. „Ihr sollt die Krankheit der Menschen teilen in zween Weg, in natürlichen und Flagellum (Geißel, Strafe). Der natürliche ist der erst, ander, dritt und viert Ens, das Flagellum ist der fünft. Das merket wohl, daß Gott uns gesetzt hat die Straf, das Exempel, das Anzeigen in unseren Krankheiten, daß wir sehen sollen, daß all unser Sach nichts ist und daß wir in keinen Dingen gut ergründt sind und die Wahrheit wissen; sondern in allen Dingen sind wir preßthaft und unser Können und Wissen ist nichts. Aber daß wir den Grund berühren und ihn euch anzeigen, so wisset, daß Gott Gesundheit und Krankheit gibt und die Artzney darzu unsern Krankheiten. Wie ihm aber in der Artzney sei, so ist es alles auf den Punkten geendt, und praedestiniert: Dieser Punkten ist die Zeit. Und das merket also, daß alle Krankheiten geheilt sollen werden in der Stund der Zeit und nit unseres Begehrens und Willens. Das betrifft die Meinung, daß kein Artzt den Termin der Gesundheit wissen soll: Denn Gott hat ihn in der Hand. Und ist ein jegliche Krankheit ein Fegfeur. Darumb mag kein Artzt gesund machen, es sei denn Sach, daß von Gott dies Fegefeuer aus sei. Denn der Artzt soll sein der, der do arbeite in die Praedestinierung des Fegfeurs." (I. 57 ff.)

Hier berührt sich die Lehre des Paracelsus eng mit der indischen Lehre vom Karma. Die bösen Taten eines Menschen, sei es in dieser oder in einer früheren Existenz, bringen uns zu unserer Läuterung Mühsal und Krankheit, von der wir erst dann befreit werden, wenn wir unsere Schuld bis auf den letzten Heller bezahlt haben. Ist die karmische Schuldsumme noch nicht getilgt und die uns verhängte Prüfungszeit noch nicht abgelaufen, so vermag es auch die beste Arznei nicht, uns von der Krankheit zu befreien. Der Arzt muß also in seiner Hellsichtigkeit erkennen, ob die Krankheit des Patienten dem Ens Dei entsprungen ist oder nicht. Ist solches der Fall, so muß er sich hüten, gegen den erkannten Willen Gottes vorzugehen. Die unwissenden Ärzte, die nichts vom Ens Dei wissen, nennt Paracelsus Fegefeuer-Teufel, denn sie vermögen nicht, die Schmerzen der Krankheit zu lindern; im Gegenteil, sie vergrößern sie nur.

Die große Kunst des Arztes besteht also vor allem darin, den Zeitpunkt zu erkennen, wann das Fegefeuer (Karma) abgelaufen ist. Wenn er also im richtigen Augenblick, nicht zu früh, eingreift, wird die Heilung sicher erfolgen.

Zur Heilung dieser Krankheiten bedarf es aber des festen Willens des Kranken, gesund zu werden. Ein Patient, der seine Krankheit liebt, wird immer krank bleiben. Der Glaube an das Gute ist also unbedingt notwendig und die Einsicht, daß die Krankheiten nur als Prüfung über uns verhängt sind. Paracelsus sagt einige Male, daß Gott sowohl die Arznei als auch die Krankheit gibt. „Der Krank, der sein Hoffnung in die Artzney setzet, ist kein Christ; aber wer seine Hoffnung in Gott setzet, der ist ein Christ, und Gott kann ihn gesund machen, sei es durch die eigene Kunst, durch den Artzt oder durch alte Weiber. Das sollt ihr Christen euch merken, daß für euch Gott der höchste und erste Artzt sein soll, der gewaltigste, ohn den nichts geschicht. Die Ungläubigen schreien zu den Menschen um Hilff, aber der wahre Christ gläubt an Gott, der ihm, wenn es zu seinem Besten ist, den Arzt zusenden wird, der ihn heilt.“ So gibt es also Krankheiten, gegen die der Mensch machtlos ist. Paracelsus schließt sich hier also ganz der christlichen Lehre von der Sünde an und folgert daraus das, was er als Arzt verwenden kann. Seine Medizin ist in diesem Fall eine theologische und zeigt nochmals die früher aufgestellte Forderung, daß die

Medizin nicht bloß eine Kunst, sondern auch ein Priesteramt sein soll[1]).

*

Diesen fünf Krankheitsursachen entsprechen fünferlei Heilmethoden und fünferlei Ärzte. Es sind dies: 1. Naturales. Diese kennen nicht die Ursachen der Krankheiten, sondern nur ihre äußeren Erscheinungen. Sie behandeln Äußeres nur durch Äußeres, das dem ersten entgegengesetzt ist, z. B. Trockenes durch Nasses, Kaltes durch Warmes u. dgl. nach dem alten Grundsatz: contraria contraribus, also Allopathie.

2. Specifici, die bloße Empiriker sind, ohne den Grund angeben zu können, warum gerade dieses Mittel heilt und jenes nicht. Sie sind Homöopathen, die Gleiches mit Gleichem heilen.

3. Characterales, die man modern als Heilmagnetiseure bezeichnen kann, die durch psychologische Einwirkung, Suggestion und Heilhypnose wirken. Paracelsus rechnet auch hieher die Heilung durch Charaktere, Amulette und Talismane. In der „Philosophia occulta“ und „Archidoxis“ gibt er selbst Zeichen an, denen er heilwirkende Kraft zuschreibt. Näheres über dieses Thema in dem Buch von R. H. Laarß „Das Geheimnis der Amulette und Talismane“, Leipzig 1919.

4. Spirituales, die sich rein geistiger oder magischer Mittel bedienen. Beschwörungen, Krankheiten, die durch bösartige Menschen hervorgerufen werden, Envoute-

[1]) Vgl. das vortreffliche Buch von E. Wolfram: Die okkulten Ursachen der Krankheiten. Leipzig o. J.

ments, Injecta und ähnliche Dinge der schwarzen Magie spielen hier eine große Rolle.

5. Fideles, die durch die Kraft des Glaubens heilen, wenn das „Fegefeuer“ für den Kranken vorüber ist. Ihre Heilungen gleichen den Wundern, die Christus, die Apostel und die Heiligen wirkten.

Man sieht also, daß die Medizin Hohenheims etwas ganz anderes ist als unsere modernen Heilmethoden. Alles wird von innen, vom Geist erfaßt und alles ist bei ihm nur angewandte Religion. Sein inneres Gotterleben hat nichts mit verschwommenem Mystizismus zu tun, immer ist die Natur, allerdings eine religiös erlebte Natur, seine Lehrmeisterin. In ihr ordnet er die uns noch geheimnisvoll erscheinenden Naturkräfte ein. Alles bei ihm ist eine Einheit, gottgewollt und wohlgeordnet, die den Menschen zur Krone der Schöpfung macht. Erfüllt von dieser Würde, trachtet Paracelsus als Arzt nicht so sehr die rein körperlichen Krankheiten zu heilen, sondern das Innere des Menschen zu reinigen, seine geistigen Kräfte zu steigern, daß er im Vollbesitz aller seiner Kräfte ein würdiges Ebenbild Gottes sei.

VI

Die Anthropologie

DIE ANTHROPOLOGIE ALS LEHRE VOM MENschen zerfällt heute in zwei Teile, je nachdem sie den Menschen als Einzelwesen oder als Glied einer Gemeinschaft betrachtet. Da sich daraus eine Unzahl von Beziehungen ergibt, die sich der Typenlehre entziehen, durch die man das umfangreiche Stoffgebiet meistern wollte, aber auch weil sich überall die psychologischen Grundlagen als wesentlich herausgestellt haben, hat sie in den letzten Jahren ein vorwiegend psychologisches Antlitz gewonnen, wie sie sich am klarsten in der „Anthropologischen Psychologie" von Otto Tumlirz, 1939, darstellt. Hier ist diese Wissenschaft nicht so sehr eine Kunde vom Menschen im allgemeinen, als vor allem eine Lehre vom deutschen Menschen, wodurch Tumlirz sich dem Ens naturae des Paracelsus nähert, ohne von ihm Kenntnis zu haben.

Hohenheim geht das Problem nicht wie die Gegenwart als Psychologe an, sondern als Arzt, wobei er die Erkenntnisse, die er in seinem Beruf gesammelt hat, zum Ausgangspunkt macht. Dies bedeutet aber nicht, daß er sie verallgemeinert und den Menschen auf Grund seiner klinischen Beobachtungen darstellt. Ganz im

Gegenteil, ihm als Heilbringer steht immer das Gesunde und Richtige vor Augen.

Seine Anthropologie zeigt also den Menschen, wie er sein soll, wenn er sich in die fünf gezeigten Lebenssphären harmonisch einfügt und so die ihm von Gott zugewiesene Stellung richtig ausfüllt. Er entwirft also ein Bild des Menschen ohne Fehler, den es natürlich nicht gibt. Denn ein jeder versagt einmal hier und einmal dort, oder er wird von dem Ens astrale in seiner Leistungsfähigkeit gemindert.

Vor allem steht der Mensch, wie ihn Theophrastus auffaßt, nicht als abgesonderter Teil der Natur auf Erden da, sondern er ist als Mikrokosmos in ständiger Wechselbeziehung zum Weltall. Die modernen Anthropologen haben mit größter Genauigkeit sein Erleben der Eigen-, Mit- und Außenwelt samt allen rassenbedingten Vorstellungen untersucht, aber eine Anthropologie in Beziehung zur Kosmologie hat noch keiner geschrieben. Doch das gerade ist das Wesentliche bei Paracelsus. Anders könnte es auch nicht sein. Wie könnte er heilen, wenn er den erkrankten Menschen nicht in die richtige Beziehung zu den entsprechenden Kräften des Alls setzen würde? Um wieviel mehr muß für den gesunden Menschen gelten, daß er ein Teil des Kosmos ist.

Und doch ist zwischen Anthropologie und Kosmologie ein beträchtlicher Unterschied. In der Menschenkunde wird vor allem das zum Ausdruck kommen, was für den Menschen typisch ist und nur für ihn gilt, also seine Teilung in Mann und Weib, ihre Beziehungen zueinander, die Geisteswelt des Kindes und seine Reife;

also ausgesprochen Fragen, die gefühlsbetont sind, während wir Gleiches über die ihnen entsprechenden polaren Spannungen im Weltall nicht aussagen können.

Wenn also das Gefühl in der Anthropologie Hohenheims maßgebend ist, ist es verständlich, daß er in dieser Lehre viel davon spricht. Doch all dies darf mit unserer Psychologie nicht verwechselt werden. Eher berührt er damit Gebiete der Mystik und Theologie, wobei Gesagtes ergänzt oder vom anthropologischen Standpunkt klargestellt wird.

Wenn wir gerade hier eine eindeutige Systematik vermissen, so dürfen wir niemals vergessen, daß Paracelsus nicht mit einem Gelehrten von heute vergleichbar ist, der fortschreitend von Buch zu Buch seine Lehre systematisch genau entwickelt. Bei ihm sind alle Stoffgebiete anscheinend wirr gelagert und alles wird durcheinandergebracht. Aber einmal gehen die Gedanken mehr in die Breite, dann wieder in die Tiefe.

So ist es auch in diesem Kapitel zu verstehen, daß die Anthropologie in eine Verherrlichung des vollkommenen Menschen ausklingt, dessen höchstes Ziel darin besteht, die in der Natur erkannten Kräfte in sein Inneres zurückzuführen und dort seine Einheit mit Gott zu erleben. Das aber ist paracelsische Naturmystik in ihrer schönsten Gestaltung.

Die Bücher Hohenheims Paragranum, Paramirum und Labyrinthus medicorum enthalten seine Theorie der Heilkunde. Daneben hat er sich in mehreren anderen Schriften über einige spezielle Krankheiten ausgelassen, bei denen seine praktischen Erfahrungen in der Therapie die Hauptsache sind, ohne besonders in die Theorie einzugehen. Es sind dies vor allem sein Buch von den tartarischen Krankheiten (darunter verstand er die Erkrankung von Leber, Milz und Galle), die Bücher De peste, De tartaro, De morbis ex tartaro (über Gallensteine), De morbis amentium, die oft dem Ens spirituale entspringen, Von der Schwindsucht, Von den Farbsuchten, Von dem Podagra, De caducis (über die hinfallende Krankheit), Von den Bergkrankheiten, Vom Aderlassen, Vom Urtheyl des Harns u. dgl., viele mit genauen Rezepten versehen; aber alle diese zum Teil sehr umfangreichen Schriften haben wenig Interesse für die Allgemeinheit und interessieren nur den Forscher der Medizingeschichte. Eine ausgezeichnete Schrift von J. K. Proksch: „Paracelsus als medizinischer Schriftsteller", Wien 1911, behandelt die praktischen Heilmethoden Hohenheims, insoweit sie innerhalb des Ens naturale sind. Auf diesem Gebiet hat die moderne Medizin ihn natürlich schon längst überholt, aber es ist auch für den Laien interessant, wie Paracelsus vieles von der modernen Therapie vorausgeahnt hat und wie er bahnbrechend gewirkt hat, so daß er, rein materialistisch aufgefaßt, als Reformator der Medizin anzusehen ist.

Alle seine medizinischen Schriften, die theoretischen und praktischen, die Archidoxis inbegriffen, setzen aber seine Theorie vom Wesen des Menschen, seine Anthropologie, voraus, die sich verstreut in seinen übrigen Schriften vorfindet, besonders im Buch „De pestilitate", wo er seine Theorie am deutlichsten auseinandersetzt.

„Der erste Mensch ist gemacht aus der Massa, so ausgezogen ist von der ganzen Machina mundi", heißt es in der Philosophia sagax. Im Menschen sind also alle Kräfte der Natur enthalten; dieser Grundgedanke wird von Paracelsus unzählige Male abgewandelt und erscheint in immer neuen Formulierungen. Wenn nun der Mensch aus der Massa ist, aus welcher die Maschinerie der Welt gemacht ist, so sind in ihm das geistige Gesetz, welches die Maschine in Bewegung setzt, und ihr Ausdruck, also Geist und Körper, als gleich notwendig vorhanden. Was später Schelling ausführlich in seiner Identitätsphilosophie auseinandersetzt, ist im Kern schon bei Paracelsus enthalten. Nur besteht der „Mensch" als Realität gar nicht, sondern Mann und Frau ergeben zusammen den Menschen. Dazu kommt aber noch etwas: „Nun wisset auf solches, daß Mann und Frau allein den Menschen nit mögen machen, sondern sie zwei, die Elementen und der Geist des Gestirns: Die viere machen den Menschen." Also das heißt: Mann und Frau erzeugen in sich wechselseitige Begier — Paracelsus nennt dies den „Samen" — die aus den körperlichen Stoffen, den Elementen Erde, Wasser, Luft und Feuer, das männliche Sperma und das weibliche Ei bilden. Aber zur Befruchtung kommt es nur durch den Einfluß des Gestirns, welches geistig den ganzen Prozeß regelt. Von Vater und Mutter erhält der Mensch „ein gleichförmige Bildnus und Wesen Bluts und Fleisches. Und dazu aus ihr Imagination, die dann das Gestirn im Menschen ist, entpfaht es auch ein Sinnlichkeit, nach dem die Concordantz und Constellation gewesen ist. Also von den Elementen die Qualität seiner Natur. Also auch von dem äußeren Gestirn das Sinnreiche." Die Art der Vermischung dieser drei Komponenten und das Überragen der einen oder der anderen bestimmt den Charakter des einzelnen Individuums. Diese Unterscheidung hält Paracelsus für sehr wichtig, da sie gleichzeitig verschiedene Wissensgebiete ergibt. „Erkanntnus von Vater und Mutter ist Stirps", d. h. biologische Physiognomie. „Erkanntnus aus den Elementen ist arzneyisch", d. h. alles, was den Aufbau des physischen Körpers betrifft, ist Gebiet der Medizin. „Erkanntnus von dem Gestirn ist astronomisch", womit die Astrologie gemeint ist. Diese Einteilung erweist sich besonders für den Arzt als sehr praktisch, denn es wäre höchst töricht, eine Krankheit, die z. B. aus dem „Gestirn" kommt, rein körperlich heilen zu wollen.

Der Mensch in seiner vierfältigen Herkunft ist also die kleine Welt. Aber dann gibt es noch eine kleinste Welt, nämlich die Matrix, die Gebärmutter. Es verhält sich also der Makrokosmos zum Mikrokosmos wie dieser zur Matrix. Diese drei Welten sind also nur quantitativ verschieden, in der Qualität aber identisch. Die Matrix ist also der innerste Grund der Welt. Zum Makrokosmos kann der Mensch sich nicht emporschwingen, weil er zu schwach ist. Er muß also wie Faust zu den „Müttern"!

Wie nun der Mensch aus einer Matrix entstanden ist, so hatte auch die Welt ihre Matrix. Alle Mythen erzählen von der Urmutter. Die Genesis berichtet von dem Geist Gottes, der über den Wassern schwebte. Und Paracelsus folgert weiter: „Dies Wasser war Matrix.

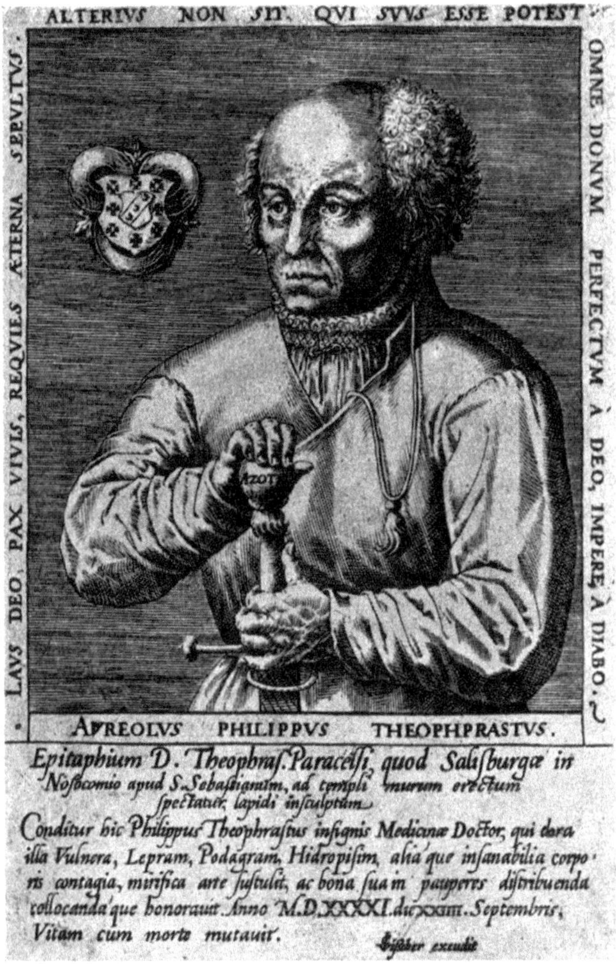
ALTERIVS NON SIT, QVI SVVS ESSE POTEST
OMNE DONVM PERFECTVM À DEO, IMPERFE À DIABO.
LAVS DEO, PAX VIVIS, REQVIES ÆTERNA SEPVLTVS.
AZOT
AVREOLVS PHILIPPVS THEOPHPRASTVS.
Epitaphium D. Theophras. Paracelsi, quod Salisburgæ in Nosocomio apud S. Sebastianum, ad templi murum erectum spectatur, lapidi insculptum
Conditur hic Philippus Theophrastus insignis Medicinæ Doctor, qui dura illa Vulnera, Lepram, Podagram, Hidropisim, aliaque insanabilia corporis contagia, mirifica arte sustulit, ac bona sua in pauperes distribuenda collocandaque honorauit. Anno M.D.XXXXI. die xxiiii. Septembris, Vitam cum morte mutauit.
Fischer excudit

PARACELSUS

Stich von J. Fischer nach einem unbekannten Ölbild

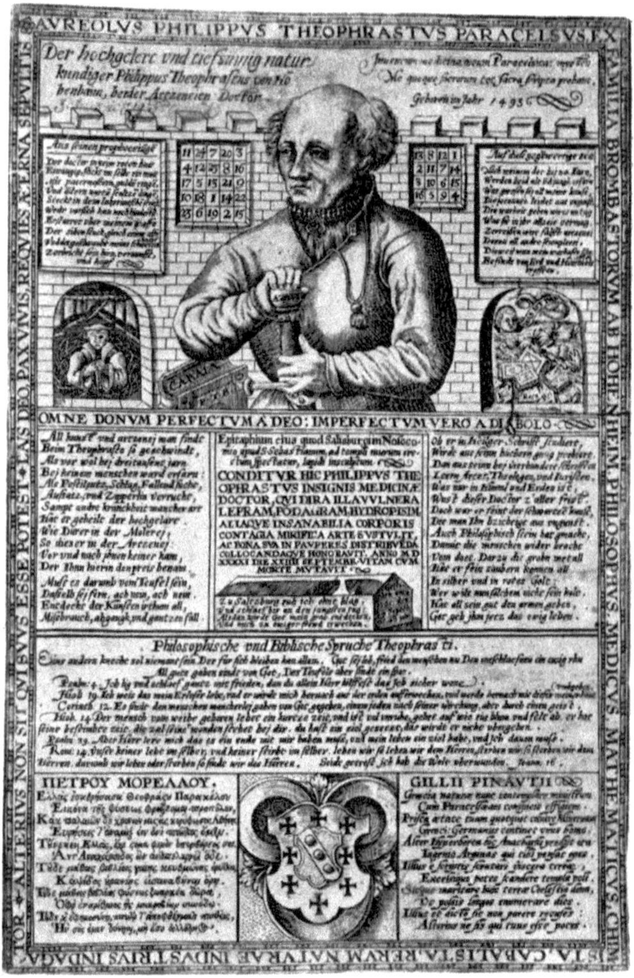

FLUGBLATT AUF PARACELSUS

Denn in dem Wasser ward beschaffen Himmel und Erden, und in keiner anderen Matrix nicht. In dieser ward der Geist Gottes tragen, das ist, der Geist Gottes, der im Menschen ist." Analog wie bei der Erschaffung der Welt ist der Prozeß bei der Entstehung des Menschen. Dem Geist Gottes und der kosmischen Matrix entspricht das „Gestirn" und die Matrix der irdischen Mutter. Wie in der großen Welt Geistiges und Körperliches zu einer innigen Arbeitsgemeinschaft verschmolzen sind, so ist es auch in der kleinen Welt. An dem Ergebnis, der Welt und dem Menschen, ist diese doppelte Herkunft zu erkennen. „Das Fleisch muß also verstanden werden, daß sein zweierley ist, das Fleisch aus Adam und das, so nit aus Adam ist", und dieses Fleisch „ist ein subtil Fleisch und ist nit zu binden noch zu fassen, denn es ist nit aus Erden gemacht"; ihm „weichet das Gemäuer. Das ist, dieselbigen Fleische dürfen keiner Türen, keines Lochs, sondern gehen durch ganz Mauern und Wand und zerbrechen nichts". Paracelsus meint hiemit das Perisoma, die Astralseele, die er an anderer Stelle Mumia nennt.

Man sieht also, daß Paracelsus sein Problem bis zum letzten faßbaren Ursprung zurückverfolgt und daß er seine Identitätsphilosophie sowohl deduktiv als auch induktiv aufbaut und immer die Einheit und den Zusammenhang feststellt. Die erste Ursache des Entstehens ist aber eine geistige, im Makrokosmus der „Hauch Gottes", im Menschen der „Same". „Gott hat dem Menschen geben die Phantasey des Lusts und der Begierden. Dasselbig hat er geben, daß es zu einer Materia werd:

Diese Materie ist der Samen, davon wir hier Meldung tun." Die Begierde erweckt im anderen Geschlecht eine Antwort an gleicher Begierde, den „Gegenwurf", und diese doppelt dynamische Begierde nennt er den Samen. Dieser unterliegt nicht oder selten dem freien Willen, ist also vom „Gestirn" oder von astralen Einflüssen sehr abhängig.

Hat die eigene Phantasie im anderen Geschlecht dessen Phantasie geweckt, „alsdann entzündt sich der Liquor vitae von der Speculation und wird zu einem Samen eines anderen Menschen. Der Liquor Vitae wird und bleibt sonst ein Liquor und kein Sam". Er ist also die Grundlage, die Hypostase, auf welcher sich die Phantasie zum Samen entwickeln kann. Paracelsus nennt diesen Liquor auch den verborgenen Menschen oder den inwendigen Schatten. Verliebt sich also ein Mann in die schönen Hände einer Frau, so ist dort ihr Liquor. Wird diese Liebe zur Leidenschaft nach ihrem Besitz, so entzündet sich dort im Liquor der Same, der, wenn ihm ein gleich starker Same antwortet, zur Vereinigung und zur Berührung des männlichen Spermas mit der Matrix führt.

Eigentlich darf man nicht vom männlichen und weiblichen Samen sprechen, als ob es zwei Samen gebe. Denn „also am ersten merken, daß der Mann einen halben Samen hat und die Frau einen halben: also die zween machen ein ganzen Samen. Aber wie sie zusammenkommen, das merket also: In der Matrix ist eine anziehende Kraft, welche gleich ist eim Magneten, an sich zu ziehen die Samen". Wo diese anziehende Kraft fehlt, da kommt es zu keiner Befruchtung. Das Sperma ist also nur der äußere Ausdruck des spirituellen Samens. Daß dieser paracelsische Same den Sinn der Ehe bildet, steht schon im Evangelium: „Wer eine Frau anblickt und ihrer begehret, der bricht die Ehe", d. h. wer im Liquor vitae des anderen Geschlechts den Samen erweckt, tut soviel, als ob er eine fleischliche Vereinigung vollzogen hätte.

Interessant ist dann die Folgerung daraus, daß die Stärke der Phantasie des einen oder des anderen Teiles einen Einfluß auf das Geschlecht des Kindes habe. „So die Frau in ihrer Phantasey stärker gegliedert ist denn der Mann und fester entzündt, der machet ein Frauen." Und der Same muß aus dem ganzen Körper kommen, „aber so etliche Glieder im Leib ihren Samen nit geben, dieselben Glieder wachsen nicht am Kind". Aus dieser metaphysischen Sexualmoral folgt auch seine Einstellung zur Frau und Ehe. Durch ihre Matrix räumt er ihr eine überragende Stellung ein und stellt sie, die Gebärerin und Erhalterin, funktionell höher als den Mann. Ihre Therapie ist also eine vom Mann durchaus verschiedene: was ihm zur Heilung dient, kann ihr zum Gift gereichen. Aus medizinischen und philosophischen Gründen ist er auch für die Monogamie. Wie ein Magnet geschwächt wird, wenn er immer andere Eisenstücke anzieht und dann von ihnen losgerissen wird, so wird auch die Matrix geschwächt, wenn sie verschiedene Samen an sich zieht.

Wenn er auch die Frau funktionell über den Mann stellt, so ist dieser ihr wieder durch seine geistigen,

„firmamentischen" Kräfte überlegen. „Der Mann ist der Frauen Astrum, Firmament und Himmel. Und wie der Himmel ein andern Menschen macht, also auch der Mann ein ander Frauen, das ist, ein andere Natur, Art, Wesen, Eigenschaft in den Dingen, das die microcosmische Natur antrifft. Aus der Influenz, Impression, wird die Frau konstelliert vom Mann und ihre Sidera weichen von ihr und lassen des Mannes an ihre Statt."

Die hohe mystische Stellung der Frau als Hüterin des Lebensgeheimnisses rechtfertigt und heiligt die Ehe. Dieses Lob der Ehe aus dem Munde eines Mannes, der zeitlebens ehelos lebte, überrascht auf den ersten Blick, aber diese Ansicht verliert ihre Sonderbarlichkeit, wenn man den sittlichen Ernst Hohenheims in Erwägung zieht. Er selbst hielt sich für die Ehe von seinem Gestirn nicht für prädestiniert. „Denn die Ding sind allein Gott befohlen. Will er dich ehelich han und will er Kinder von dir han, so hilft dein Gelübt, dein Verheischen nichts, noch dein Jungfrauenschaft. Willst du nit in die Ehe und willst den Namen keusch behalten, so fallen Plagen über dich, daß die Werk, so du ehelich tun solltest, in Hurerei verzehren mußt, sodomitisch, gomorreisch und in allen üppigsten Lastern. Das sind die Plagen, so über die geht, die Gott ehelich will haben und sie wöllens nit tun."

Geradezu modern erscheint er in seinen pädagogischen Ausführungen, die er seinen Meinungen über die Ehe folgen läßt. Wenn das Kind nun das von der Natur beabsichtigte Ziel all der spirituellen Anziehung (des Eros) ist, so muß es in seinen ersten Jahren besonders gepflegt werden, damit das Seelische, das „Fleisch, so nit aus Adam ist“, sich rein und ohne schädliche Einflüsse entwickeln könne. Die Seele muß konform den Gesetzen des Leibes entfaltet werden, denn aus ihm zieht sie alle Kraft, denn sie ist ja nichts anderes als die Form des Körpers. Bei dieser Gelegenheit kommt Paracelsus auf die alte, aus dem Altertum übernommene Dreiteilung des Menschen in Körper, Seele und Geist zu sprechen, die wohl allgemein geläufig war, die er aber trotzdem noch einmal definiert. „Am nötigsten ist zu wissen, was der Geist sei. Der Geist ist nit die Seel, sondern wenn es möglich wär, so wär der Geist der Seelen Seel, wie die Seel des Leibs Geist ist.“ Das klingt wie romantische Philosophie und wie ein Satz aus Novalis oder Friedrich Schlegel! Paracelsus meint damit das spirituelle Prinzip im Menschen, das nicht an die Sinne verhaftet ist, das überlogisch und überkausal ein Eigenleben führt, aber unter Umständen mit dem Körper und der Seele — dem Begehrungsvermögen, der Astralseele — in innige Berührung und Durchdringung treten kann. Und doch ist dieser Begriff nicht so abstrakt wie das Pneuma der Gnostiker. Paracelsus identifiziert den Geist mitunter mit der Imagination, die mit dem Intellekt nicht verwechselt werden darf. Die Imagination ist die spontan tätige schöpferische Geistestätigkeit, die, ohne Materie anzunehmen, Formen aus sich selbst bildet. So souverän der Geist auch durch seine Natur ist, so selten erreicht er aber praktisch eine solche Unabhängigkeit von Körper und Seele, daß er sich nur in großen, begnadeten Künstlern offenbart. Beim Durchschnittsmenschen ist eben nicht der Geist, sondern die Seele vorherrschend. Denn die Seele oder das Gemüt ist so recht die menschlichste Kraft: Wie der Mensch zwischen Irdischem und Himmlischem in der Mitte steht und an beiden Anteil hat, so steht die Seele zwischen Materie und Geist. Daher erklärt sich auch ihre große Kraft, wenn sie in Leidenschaften entbrennt. „Und wann wir Menschen unser Gemüt recht erkenntten, so wäre uns nichts unmöglich auf Erden." Nicht nur daß alle irdischen großen Taten aus starken Leidenschaften entsprungen sind, sondern das Gemüt ist auch die Quelle jeglicher geistigen Großtat. Denn in ihm berühren sich das untere und obere Reich. Wer also tief in seine Seele zurücksinkt, wird von der Welt und ihren Geheimnissen mehr erfahren, als wenn er mittels seiner fünf Sinne das ganze Gebiet der Empirie durchforscht. Und das ist schon reine Mystik! Das ist ja eben das typische Kennzeichen der Mystik, daß sie das Urteil der Sinne als irreführend verwirft und durch das Versunkensein der Seele in sich selbst zur tiefsten Erkenntnis, ja sogar zur Vergottung der Seele gelangen will, zur unio mystica. Das Wort Mystik kommt vom griechischen myein, die Augen schließen, sich abschließen. Und gerade Paracelsus, der alle Sinne offenhielt, der sein Erfahrungsgebiet bereicherte, wie er nur konnte, er war in diesem Sinn Mystiker, daß er das Versenken in die Seele als letzte Instanz anerkannte, wenn alle empirischen Methoden nicht mehr ausreichten. Das unterscheidet seine Mystik von dem schwächlichen Mystizismus mancher Schwärmer, die zu schwach sind, sich mit der Welt auseinanderzusetzen, und feig in das unkontrollierbare Dämmerreich ihrer lauen Gefühle flüchten. Aber bei Paracelsus ist die Mystik gerade ein Zeichen von Stärke, da er erkennt, daß dort, wo alle Wissenschaft aufhört, ein anderes, neues Bereich beginnt, das sich nicht dem Träumer öffnet, sondern dem, der hart mit dem Irdischen gerungen hat. Für keinen Denker paßt treffender der Spruch Goethes als für ihn:

Willst du ins Unendliche schreiten,
Geh nur im Endlichen nach allen Seiten!

Aber die Stellen, die ausgesprochen seine ureigene Mystik erklären, sind spärlich in seinem Riesenwerk verstreut, und man hat Mühe, sie herauszuklauben. Es ist daher nicht zu verargen, daß manche Paracelsusbiographen darüber hinweggelesen haben. Ich zitiere daher eine Stelle aus dem neunten Buch der Huserschen Ausgabe, an der Hohenheim von dem echten Mystiker spricht: „Denn ein Mensch, der in solchen tiefen Gedanken ist und in seinem Gemüt also ertrunken, der ist gleich, als hätte er seine fünf Sinn verloren, und von der Welt für einen Stocknarren gehalten wird, ist aber bei Gott der allerweisest Mensch."

In der Erreichung dieses hohen Zieles liegt das Höchste, was der Mensch erringen kann. Dann hat der Tod keine Schrecken mehr für ihn, denn er betrifft nur das Vergängliche; das Ewige vereinigt sich dann mit dem Ursprung, mit Gott, dem es entflossen ist. Doch hinsichtlich des Wertes macht Paracelsus den Unterschied, daß der prädestinierte Tod, d. h. das organische Verlöschen des Körpers, anders gewertet wird als der Tod durch

Totschlag, Unfall oder Selbstmord. Im ersten Fall löst sich der Astralleib, die Mumia, von selbst von dem unnütz gewordenen Körper; im andern aber will die Mumia den Körper weiter beseelen, da die Zeit noch nicht abgelaufen ist, während welcher sie bestimmt wurde, dem Körper innezuwohnen. Sie leidet daher durch das Getrenntsein große Qualen und bemüht sich auf alle möglichen Arten, in das Leben einzugreifen und sich bemerkbar zu machen. Es kann vorkommen, daß sich eine Astralseele eines plötzlich gestorbenen Verbrechers in rasender Gier nach dem Leben eines schlafenden Körpers bemächtigt (Besessenheit), in einen Tierleib fährt (Lykanthropismus) oder bei besonders günstigen Umständen sichtbar wird (Gespenst) oder mechanische Wirkungen hervorbringt (Klopfgeister).

Von diesen seltenen Verirrungen abgesehen, ist die Stellung des Menschen in der Natur eine erhabene und beherrschende. Paracelsus steht mit dieser Ansicht auf dem Boden der Scholastik, die dem Menschen dank seiner zentralen Stellung in der Welt auch eine zentrale Gewalt über alle oberen und unteren Reiche zuschreibt. Bei ihm ist der Satz der Bibel, daß Gott den Menschen nach seinem Ebenbilde schuf, kein leerer Begriff, sondern innerstes Erleben. Daher haben wir als Krone der Schöpfung auch eine Verantwortung für alle uns untergeordneten Wesen. Wir dürfen wohl stolz auf unsere Würde sein, sie aber nicht der eigenen Kraft zuschreiben, sondern Gott allein, der sie uns geliehen hat, damit wir Gutes tun und einander in den Mühsalen des Lebens helfen sollen. So ist alles im Leben wichtig, weil es

Material für uns ist, Geistiges hervorzubringen. Alles hat seinen Grund im Mysterium magnum, in der Ideenwelt Gottes, alles ist darin enthalten, und alles hinterläßt dort seinen Eindruck. In ihm ist alles aufgezeichnet wie in der Akashachronik der Inder, in ihm wird alles wiedererstehen, auch das Blümlein, aber verherrlicht, mit klarifiziertem Leib.

So gipfelt seine Lehre vom Menschen in einer religiösen Naturliebe von einer Innigkeit, die in allen Wesen etwas Verwandtes erkennt, und einer Liebe zu ihnen, wie man sie sonst nur beim heiligen Franz von Assisi findet. Und darin zeigt sich die gotische Struktur seines Denkens, daß sich alles organisch aufbaut, daß das Fundament seiner Lehre die liebend erfaßte Natur ist, die in seinem Gemüt aufblüht zur Unendlichkeit, zum Symbol wird und in weiter Wölbung, hoch hinaufstrebend, das ganze Weltall umspannt wie ein gotischer Dom.

VII

Die Kosmologie

KEIN KAPITEL DER LEHRE HOHENHEIMS böte einem Kenner der früheren Weltentstehungslehren soviel Gelegenheit wie dieses, Beziehungen und Anklänge aufzuzeigen. Von den Azteken und Sumerern angefangen bis zu Hesiod und Homer ergäben sich Parallelstellen, über die man gelehrte Abhandlungen schreiben könnte.

Doch sie wären überflüssig. Denn Paracelsus besaß kein Bücherwissen, aus dem er hätte schöpfen können, ganz abgesehen davon, daß es die in dieses Fach einschlägigen Bücher noch gar nicht gab.

Um also diese mannigfachen Ähnlichkeiten zu erklären, muß auf die im ersten Kapitel aufgestellte Behauptung zurückgegriffen werden, daß wir in ihm den letzten Träger des urtümlichen Wissens der Vorzeit anzusehen haben, eines Wissens, dessen letzte Reste in verschütteten Volksüberlieferungen noch ein Scheinleben führen.

Vieles davon war noch zu Hohenheims Zeit lebendig und konnte ihm als Ansatzpunkt dafür dienen, in seinem Geist „den großen Gedanken der Schöpfung noch einmal zu sinnen“.

Die Annahme, daß Theophrastus auf direktem Weg

etwas über die orientalischen Kosmogonien erfahren hätte, also aus Büchern, ist durch nichts zu beweisen. Aber auf indirektem Weg waren Berührungen möglich. Er ist auf seinen weiten Reisen gewiß mit Leuten aus dem Morgenland zusammengekommen. Denn im fünfzehnten Jahrhundert war nur der Bürger seßhaft. Man darf nicht das Heer der Landfahrer übersehen, die die bekannte Welt von einem Ende zum anderen durchwanderten, nicht nur abenteuernde Soldaten und Strolche, auch Leute von Bildung. Wie viele Kaufleute des Ostens standen nicht in dauernder Verbindung mit den Handelshäusern Venedigs und Genuas! Manche ließen sich auch in italienischen Städten nieder und konnten dort Wißbegierigen von ihrer Heimat erzählen. Hatte doch schon Kaiser Karl IV. um 1360 in Prag über zweihundert teppichwebende Türken angesiedelt. Es ist also als sehr wahrscheinlich anzunehmen, daß Paracelsus auf seinen Reisen so manches aus der Geisteswelt des Ostens in Erfahrung bringen konnte, ohne daß er den Boden Europas verlassen hat. Diese Annahme macht es erklärlich, daß urarische Vorstellungen Persiens und Alt-Indiens nach dem Norden gelangten und halbverblichene Bilder aus germanischem Erbe mit neuem Glanz durchleuchtet haben.

Eine ähnliche Fühlungnahme mit der Geisteswelt Griechenlands ist auf gleiche Weise anzunehmen. Nach dem Fall Konstantinopels wandten sich viele aus der Heimat vertriebene Gelehrte der Konstantinsstadt nach Italien, wo sie an Fürstenhöfen eine freundliche Aufnahme fanden. Dort konnte Hohenheim mit ihnen leicht in Fühlung treten. Wie Diehl und Gregorovius bewiesen, lebten in vielen dieser Flüchtlinge neuplatonische Gedanken weiter, und auch die Kenntnis Platos war bei den meisten vorauszusetzen.

Durch solche Erwägungen wird uns einiges klar. Denn das Strömen und Ausstrahlen von Kräften und ihre Zurückführung auf ein geistiges Energiezentrum, wie es sich bei Paracelsus zeigt, ist ein wesentlicher Bestandteil der gnostischen Emanationslehre. Daß die Gnosis und der aus ihr entstandene Manichäismus schon im zwölften Jahrhundert weit nach Westen, bis nach Nordspanien gewandert waren, hat Otto Rahn in seinem „Kreuzzug gegen den Gral“ 1935 mit größter Wahrscheinlichkeit bewiesen. Um so wahrscheinlicher ist es, daß Hohenheim mit dieser Lehre bekannt werden konnte.

Derartige Untersuchungen, die hier nur flüchtig angedeutet werden konnten, schmälern nicht im geringsten die Originalität Theophrasts. Denn nicht die Anregungen sind das Wesentliche — die hat jedermann alltäglich zu Dutzenden — sondern es kommt darauf an, wie der geniale Mensch sie ganz mit seiner Persönlichkeit erfüllt, so daß sie als seine ureigene Schöpfung dastehen.

Es wird daher vergebliche Mühe sein, die Wege aufzuhellen, auf denen Paracelsus zu seiner weltumfassenden Gesamtschau gelangt ist. Wir stehen vor seinem Werk in Ehrfurcht wie vor jeder gewaltigen Schöpfung des menschlichen Geistes und müssen erkennen, daß seine letzte Ergründung uns versagt ist. Denn das Werk als solches ist mehr als der Weg, der zu ihm führt. Als

Schöpfungsbericht kann es nicht anders als mythisch sein, weil es von Kräften berichtet, die über das menschliche Vermögen hinausgehen. Aber seine Kosmogonie ist keine mythische Rhapsodie wie andere Welterklärungen, sondern deutlich ist in ihr der ordnende Geist zu erkennen, der überall Maß und Ziel setzt. Hier sehen wir am deutlichsten, wie bei Paracelsus Mythos zum Logos wird. Aber es ist nicht ein abstrakt ergrübelter Logos, sondern eine Naturkraft, die allen Wesen ihren richtigen Stand anweist.

Weil nun Hohenheim alles anschaulich erlebt, muß er es auch anschaulich gestalten. Zu diesem Zweck greift er zu Bildern der Volksmythologie. Eben weil er ein vollblütiger Deutscher ist, muß er in der Natur die im Volksbewußtsein noch weiterlebenden Wesen anerkennen.

Wo ist da noch die Grenze mit dem Märchen?

Das eben ist das Einzigartige bei ihm, daß Märchen, Mythos, Logos und Theologie zu einer Einheit geworden sind.

Bei der Betrachtung der Kosmologie des Paracelsus ergibt sich in höherem Maße als in den früheren Schriften die Schwierigkeit, seine Termini eindeutig zu fassen. Seine Schreibweise, die mitunter von einem Punkt zum andern springt, die nur gefühlsmäßig umrissene Definition seiner neugeprägten Fachausdrücke, ihre doppelte und mehrfache Deutung machen mitunter das Studium des Paracelsus zur Qual.

Seine Kosmogenese setzt mit der Urkraft ein, die da war, ehe noch die Welt geschaffen war. Diese Urkraft nennt Paracelsus den Yliaster, auch Iliaster (aus griechisch ὕλη = Urstoff und astrum), der also eine Einheit von firmamentischen und irdischen Elementen war. Der Iliaster lebt noch jetzt in allen Dingen als gutes Prinzip fort, während der negativ wirkende Iliaster, Cagaster (κακόν = schlecht) genannt, als bloße Nachahmung und Nachäffung des positiven in Erscheinung tritt. „Iliastrisch ist das rechte Silber, aber cagastrisch das Katzensilber. Oder iliastrisch ist ein rechter Prophet und cagastrisch ist ein falscher Prophet."

Zu diesem Ur-Iliaster kam das Gesetz der Scheidung, der Separatio. Ob diese Scheidung durch ein immanentes Gesetz bewirkt wurde oder durch eine äußere (göttliche) Kraft, darüber spricht sich Hohenheim nicht aus. Er sagt nur: „Denn Separatio der Philosophien größtes Wunder ist. Wiewohl nicht menschlich von solchem zu philosophieren ist, dann mehr denn menschliche tödliche Vernunft innehat." Er hält also diese Urscheidung für ein Mysterium, das jenseits der menschlichen Vernunft ist. In diesem Punkt ist er weit hinter den Gnostikern zurück, welche viel klarere Angaben über die kosmogonischen Kräfte spekulativ aufstellten. Den durch die Scheidung entwickelten Iliaster benennt Paracelsus mit verschiedenen Namen wie Ideos, Ides, Chaos, Mysterium magnum, Iliados, Limbus maior. Mit anderen Worten kann man den ganzen Prozeß so erklären: Der Iliaster ist die Ideenwelt Gottes (der Cagaster die Ideenwelt des Teufels) in dem subjektiven Dasein Gottes. Tritt sie aus diesem in das objektive Dasein — das eben ist die Scheidung —, so haben wir das Chaos. In ihm sind alle Dinge als Möglichkeit enthalten. Man kann erkennen, wie die Entelechie des Aristoteles hier aufgegriffen wird. Dieses aktivistische Chaos als objektivierter Urstoff der subjektivierten Ideenwelt Gottes ist Ausgangspunkt für viele andere Spekulationen ähnlicher Art, so z. B. bei den Scholastikern, als Natura naturans bei Spinoza, Schelling, Franz von Baader usw. Unter Limbus versteht Paracelsus besonders die Keimkraft der Natur. Der Limbus maior ist gewissermaßen die Urzelle, der Ursame, das Urei, aus dem dann jeder besondere Same hervorgegangen ist.

In diesem aus dem Iliaster entstandenen Chaos trat nun abermals eine Scheidung ein, die von Paracelsus Ares genannt wird, deren Ergebnis die uns bekannte und unbekannte Natur ist. Sie ist also ein Ergebnis einer doppelten Scheidung vom Urquell, vom Iliaster. Aber gleichwohl trägt sie noch alle seine Zeichen an sich; das ist eben das Geistige an ihr, ihr Licht, das uns leuchtet. Ihr schöpferischer Wille und ihr formbildender Trieb — der Nisus formativus der Scholastiker — ist iliastrisch. Ihr blinder Zerstörungstrieb ist das Erbe des Cagasters.

Dieser Anschauung der Natur stehen wieder andere Stellen bei Paracelsus entgegen, wo er die Natur als Höchstes anspricht und ihr geradezu Göttlichkeit zuschreibt. So z. B.: „Die Natur lernet alle Ding, und was sie nicht kann, das erwirbt sie vom heiligen Geist, der sie lernt. Und der heilig Geist und die Natur sind eins, das ist, täglich ist die Natur ein Licht aus dem heiligen Geist und lernt von ihm und so kommt es in Menschen." (IX. 447.) So ist die Natur, weil wir nichts vom Iliaster und Chaos erfahrungsgemäß wissen können, die höchste Lehrmeisterin, von der wir auf die schöpferischen Ideen zurückschließen können. Wie auch immer solche Spekulationen ausfallen mögen, so steht für Paracelsus fest, daß in ihnen das gemeinsame Prinzip der Archäus sein muß, die Lebenskraft, die künstlerische Formgestaltung der Natur. Der Archäus ist leicht zu erkennen, denn er ist es, welcher die Signaturen in der Natur schafft, durch die man Alter, Qualität und Beeinflussung erkennen kann. Er ist der Signator, der dem Hirschen sein Horn mit Zinken signiert, an denen man das Alter erkennt. Diese Signaturen sind einheitlich für das ganze Tier- und Pflanzenreich und bilden auch den wichtigsten Anhaltspunkt für die beschreibende Naturwissenschaft. Außerdem stellen sie die Beziehungen zu den verschiedenen Naturreichen und zum Menschen her. Ihre Kenntnis ist für den Arzt unerläßlich.

Jedes Ding der Natur besteht, wie bereits früher angedeutet wurde, aus der Vereinigung dreier Prinzipien, aus Körper, Seele und Geist oder Sal, Sulphur und Mercurius; und jedes dieser drei Prinzipien hat eine vierfache Erscheinungsform als Element. Es gibt also ein Sal der Erde, des Wassers, der Luft und des Feuers. Man sieht, wie hier die alten heiligen Zahlen der Pythagoräer wieder zur Geltung kommen: 3, 4, 7 und 12. Die luftigen und feurigen Erscheinungsformen von Sal, Sulphur und Mercurius sind also unsichtbar, ohne aber

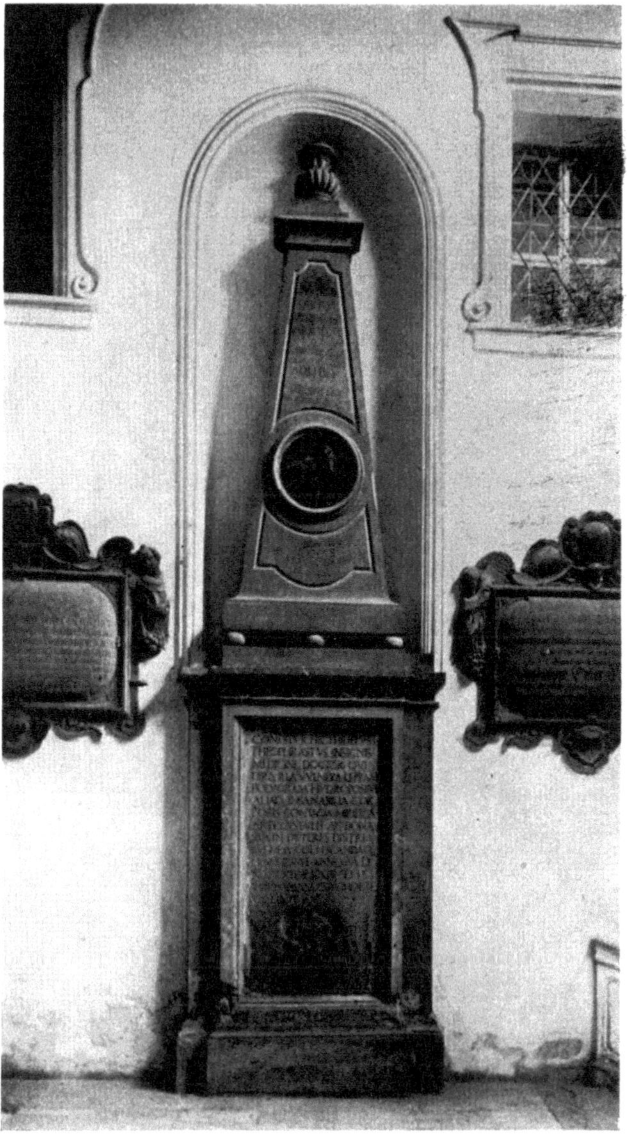

DAS GRABMAL DES PARACELSUS IN DER SANKT-SEBASTIANS-KIRCHE ZU SALZBURG

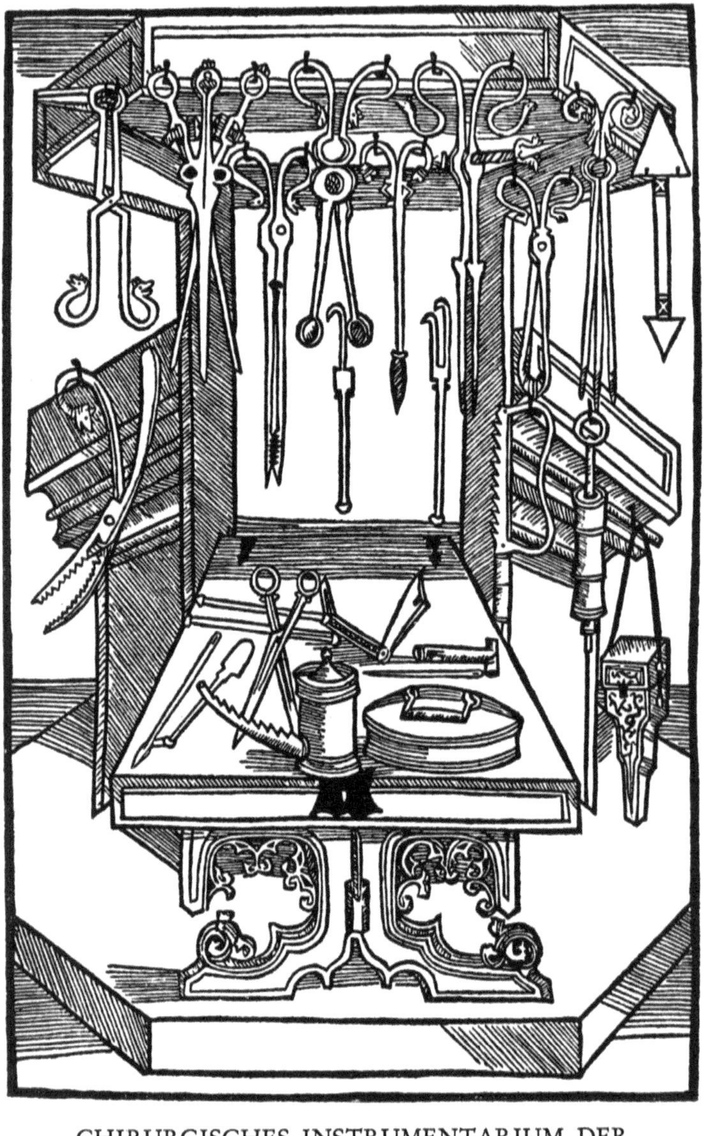

CHIRURGISCHES INSTRUMENTARIUM DER PARACELSUSZEIT

Aus Paracelsus' „Wundarzney", 1537

deshalb spirituell zu sein. Sie sind nur „volatil", wie der Ausdruck lautet. Die erwähnten vier Elementarformen spielen in der Alchemie eine grundlegende Rolle. Die Hauptregel der Alchemisten besagt, daß man das Fixe volatil und das Volatile fix machen müsse, um zum Stein der Weisen zu gelangen. Binde und löse! Solve et coagule! — Davon wird später die Rede sein.

Außer diesen vier Erscheinungsformen kennt Paracelsus noch ein zwischen Geist und Materie stehendes Bindeglied, das in den drei Naturreichen einheitlich arbeitet, weshalb ich geneigt bin, es für eine Erscheinungsform des Archäus zu halten; Kiesewetter behauptet, daß es dem Astralreiche angehöre. Paracelsus nennt nun diese Kraft, die bei den Mineralien die Kristallformen hervorruft, Stannar oder Truphat. Im Pflanzenreich heißt der astrale Mittelkörper Leffas, der sich mit der Lebenskraft der Pflanze zum Primum ens verbindet. In dem Primum ens der Pflanzen beruht ihre arzneiliche Wirkung, wie wir früher gesehen haben. Im Tier- und Menschenreich heißt dieser halbmaterielle Körper Evestrum, beim Menschen auch der siderische Mensch. Dies entspricht dem Od des Freiherrn von Reichenbach, der Aura der Okkultisten, dem Ätherleib (nicht dem Astralkörper) der indischen Mystik.

Mit dem Evestrum beginnt die Kenntnis vom unsichtbaren Menschen. Das Evestrum ist ein finsteres Prinzip, entgegengesetzt dem lichten Prinzip, der Idea, der göttlichen, im Menschen verborgenen Seele. Es ist der Träger all der sogenannten okkulten Phänomene und spielt in der paracelsischen Philosophia sagax eine große

Rolle, hauptsächlich in der Prophetik und Mantik. Das Evestrum unterliegt leicht den bösen Geistern und wird oft von diesen mißbraucht, um den Menschen irrezuführen. Somnambulismus, Hypnotismus und zum Teil Spiritismus sind evestral. Vom Evestrum unterscheidet Paracelsus eine andere okkulte Kraft, Trarames, eine heitere, akustische Kraft; Paracelsus schreibt darüber: „Vom Evestro und Trarame zu philosophieren der höchsten Sophia zustehet: denn Evestrum gibt Prophezey, Trarames gibt Schöpfung. Denn zu prophezeien das Künftig dem Menschen, Tier, Holz oder anders, aus dem Schein Evestro kommt. Was die Vernunft sei, aus Traramen." Nach dieser Stelle wäre man geneigt, das Evestrum als cagastrisch, das Trarames als iliastrisch anzusprechen. „Evestrum ist auch mit dem Ewigen vereinigt. Denn nach dem Tod ist das Evestrum bleiblich auf Erden, und gibt Anzeichen, ob der Mensch in Freuden oder Pein ist." Alle Wesen haben ihr Evestrum, ja sogar Gott. „Der höchste und gütige Gott hat Evestrum mysteriale, in dem gesehen wird sein Wesen und sein Eigenschaft. Und durch das Evestrum mysteriale wird erkannt alles Gute und alles Erleuchts. Aber mehr wiederumb, der verdammt hat auch ein Evestrum in der Welt, in welchem erkannt wird das Böse und alles, so dann zerbricht das Gesetz der Natur und dergleichen."

Evestrum ist also der Ätherkörper der Inder. Ihr Astralkörper wird bei Paracelsus Mumia genannt. Eigentlich gehört die Erklärung der Mumia in das Gebiet der Anthropologie, da ja unter ihr meist die menschliche Astralseele gemeint ist. Aber jedes Wesen besitzt eine Mumia, so daß sie als organischer Bestandteil des Kosmos bezeichnet werden kann. Sogar die vier Elemente haben eine Mumia! „Und wie nun vielerlei Fleisch ist, wie gemeldet, also ist auch vielerlei Mumia. Denn es ist ein Mumia des Lufts, ein Mumia der Erden, ein Mumia des Wassers und ein Mumia des Feuers." Die menschliche Mumia umgibt den Körper wie eine lichte Hülle, die wie ein Magnet auf andere Mumien anziehend oder abstoßend wirkt und vor allem in magnetischer Influenz zu den Gestirnen steht. Wenngleich sie kein rein geistiges Element ist, sondern eher ein Zwischenglied zwischen Körperlichem und Spirituellem, so neigt sie doch mehr dem Geistigen zu und vollführt seine Funktion. Evestrum bzw. Trarames gehören einer tieferen Ebene an und erhalten ihre Kräfte aus dem Archäus des lebenden Körpers. Stirbt dieser ab, so verwest auch in kurzer Zeit Evestrum und sein hellerer Aspekt Trarames. Die Mumia hingegen überdauert den Körper, vor allem deshalb, weil ihr Ursprung der Astralregion angehört, aus der sie ihre Kräfte bezieht. „Dieser siderische Leib (das ist die Mumia) ist gegen den elementischen irdischen Corpus des Menschen ein Geist und verbringet auch geistliche Operationes. Denn wie der irdisch Magnet mit seinem Leib ein Geist ist und an sich zeucht, also auch ziehen an sich der Leib und Geist des irdischen Leibes und Geistes im Menschen: Dies ist der Magnes microcosmi. Der siderische Leib und Geist zeucht an sich die Kräft des Gestirns, als ihr wohl merket an den mondsüchtigen

Leuten mit dem neuen Mond. Da treibet der siderische Leibgeist und Magnet des Menschen herfür die Eigenschaft des neuen Mondes." Wohlgemerkt, die Mumia ist also das Bindeglied, das uns mit den Gestirnen verbindet! Der physische Leib, Evestrum und Trarames erfahren also Gestirneinflüsse nur durch das Medium der Mumia. Diese ist in ständigem Kontakt mit allen Gestirnen und saugt gewissermaßen ihre Kraft an sich. Paracelsus nennt diese saugende Kraft den Magnes microcosmi.

Aber nicht nur die Gestirne werden von der Mumia magnetisch affiziert, sondern alle irdischen Dinge. Diese Kraft nennt Paracelsus die Imagination der Mumia. Das heißt natürlich nicht, daß die Körper irgendwie physikalisch durch sie beeinflußt werden, sondern deren Mumien, die in magnetische Abhängigkeit von der menschlichen Mumia gebracht werden. Darüber spricht sich Paracelsus ganz klar aus: „Der Magnet zeucht an sich das Eisen ohn Händ und Füß: zu gleicher Weis, wie also der Magnet das sichtig an sich zeucht, also werden auch die Corpora unsichtig durch die Imagination an sich gezogen. Nicht daß das Corpus hinein gang, sondern das geht hinein, das die Augen sehen, und nicht greiflich ist, als die Form und die Farbe, und ohn Schaden des Corpus." Die Imagination hat natürlich dort ihre größte Wirkungsmöglichkeit, wo die Mumia eines Wesens erst im Entstehen ist, analog dem chemischen Gesetz, daß die Affinität im Status nascendi besonders stark ist. Das zeigt sich besonders in der Imagination der Mutter auf das Kind in ihrem Leib.

Zwar darf man diese Beziehung nicht rein mechanisch auffassen, denn es spielen da noch eine Anzahl von unbekannten Komponenten mit, so daß es vorkommen kann, daß trotz der stärksten Imagination der Mutter, die dem Kinde das Schönste und Beste wünschte, ein Kind mit minderwertigen Eigenschaften geboren wird. Das hat vor allem im Ens spirituale und im Ens Dei seine Begründung. Ist aber die Imagination in Übereinstimmung mit den fünf Entia, wird sie obendrein noch geschult und gestärkt, so wird sie zu einer kosmischen Kraft von fast allmächtiger Stärke, die bis an die Gestirne reicht. Diese Kraft der Imagination ist auch die Ursache der Magie, welche Dämonen und Geister in ihre Dienste zwingt, wie später gezeigt werden soll. Paracelsus sagt über die Machtstellung der Imagination: „Drumb so ist der Imagination die Welt nit zu weit; mag wohl imaginieren über tausend Meil und auch imprimieren über tausend Meil; mag auch wohl imaginieren bis in Himmel und auch wohl imprimieren in Himmel. Und zu gleicher Weis, wie die Stern uns auf Erden vergiften, daß wir sterben, vielmahl ohn unser Ursach: also vergiften wir sie auch gleich sowohl als sie uns. Denn unser Speculatio im Imaginieren geht als wohl hinauf als die ihr herab. So wir dermaßen uns in das Imaginieren geben, so werden unser Flüch wahr, aber ihre Vergiftung ist unser Krankheit." Hier bricht meiner Meinung nach durch das gotische Naturgefühl der Persönlichkeitstrotz der Renaissance, der sich kraft seiner Göttlichkeit anmaßt, den Sternen seine Wünsche und Gesetze zu diktieren. Das Gefühl der

Naturverbundenheit, das ihn in Demut niederzwingt, richtet ihn im Bewußtsein seiner gottgewollten Größe wieder auf und läßt ihn bis an die Sterne wachsen. Von der erwähnten Stelle bis zu Goethes Faust ist nur ein Schritt. Auch bei Jakob Böhme und Angelus Silesius finden wir Aussprüche, die dem paracelsischen Gedanken nahekommen. Der letztere übertreibt das Bewußtsein der zentralen Stellung und des Korrelatverhältnisses zwischen Göttlichem und Menschlichem in dem bekannten Spruch:

„Ich weiß, daß ohne mich Gott nicht ein Nu kann leben,
Werd ich zunicht, er muß von Noth den Geist aufgeben.“ (I. 8.)

Diese Stelle paßt ganz zu dem Charakterbild Hohenheims aus seiner Baseler Zeit, wo ihn auch ein vollbewußter Stolz erfüllte, um den Angriffen seiner Widersacher widerstehen zu können. Und andererseits finden wir in seinen theologischen Schriften eine echt franziskanische Demut und ein Bewußtsein seiner Nichtigkeit, die in schroffem Widerspruch mit der erwähnten Stelle stehen.

Alle Kräfte der Mumia, ihr Magnetismus und ihre Imagination, entfalten sich am freiesten im Schlaf, wo sie durch die Funktionen des Körpers nicht gehemmt ist (ebenso wie das Evestrum). Nun wäre es aber falsch, wenn man jeden Traum der Imagination der Mumia zuschreiben wollte. Das würde nur zu einem verderblichen Aberglauben führen. Denn viele Träume haben ausschließlich in den rein körperlichen Zuständen ihren Ursprung, z.B. in der Verdauung, der Lage des Körpers, äußeren Geräuschen u. dgl. Andere entspringen wieder unserem Begehrungsvermögen, und die unterdrückten Leidenschaften brechen nachts hervor. In diesem Falle kann die imaginative Kraft der Mumia viel Unheil anrichten, denn die Imagination ist dann aller Hemmungen frei und hetzt die Leidenschaft an, die sich in abscheulichen Verbrechen und Wollust berauscht. Besonders häufig sind die erotischen Träume, in denen die Imagination den geliebten Menschen leiblich vor Augen stellt. Man erkennt hier gleich das Wirken des Ens spirituale und Paracelsus beschreibt den Einfluß der Dämonen: „Das tut alles ihr Nachtgeist, der also mit ihn spielet und sie in solchem ihrem Gelust weiter treibet und anreizet, und solches sich im Geblüt dermaßen anzündet und ein solches Feuer machet, das schwerlich ausgelöscht mag werden, wie man dann sonderlich sicht an den Buhlern und Buhlerin.“ Die Sexualmagie kennt solche Phänomene als Succubus und Incubus. Dann spielt die Imagination eine große Rolle in der Nigromantie und Nekromantie, vor allem im Hexenwesen, bei Flüchen und Verwünschungen.

Zu den übernatürlichen Träumen gehört auch das Erscheinen Verstorbener im Schlaf. Paracelsus hat darüber mancherlei Bedenken, ob solchen Erscheinungen Wahrheit zu schenken sei. Denn unter der Gestalt eines uns bekannten Verstorbenen können sich auch Truggeister in unsere Mumia einschleichen und uns zum Bösen verführen. Es kommt also darauf an, zu beachten, was uns solche Erscheinungen — Evestra — einflüstern.

Von dem dritten, rein geistigen Prinzip im Menschen, dem Mentalkörper der indischen Mystiker, berichtet Paracelsus wenig, und zwar nur gelegentlich in seinen theologischen Schriften. Um so ausführlicher ist er in der Beschreibung des dämonischen Zwischenreichs der Elementargeister. Da der Archäus den ganzen Kosmos mit seiner lebenden Kraft durchflutet, gibt es überhaupt nichts Unbeseeltes. Wie das Griechentum jeden Berg, Fluß und Baum zum Wohnsitz einer Gottheit machte, so belebt Paracelsus alle vier Reiche der Natur mit Wesenheiten, nicht bloß vergleichsweise oder als poetischen Ausdruck, sondern mit wirklich existierenden Wesen, die in ihrem Element leben, aus ihm ihre Kraft haben und in ihm sich auflösen. Wie Agrippa, Trithemius und die deutschen Volkssagen kennt er in der Erde die Gnomen, im Wasser die Nymphen, in der Luft die Sylphen und im Feuer die Salamander. Eine ausführliche Schrift „De nymphis, sylphis" usw. handelt von diesen Elementarwesen. Dabei wechseln oft seine Ausdrücke. Die Nymphen nennt er auch Melosinen, die Gnomen Pygmäen und die Sylphen Silvani. Sie sind keine Geistwesen, denn sie essen, trinken und zeugen wie die Menschen, aber nicht materiell, denn sie durchdringen die Materie. Sie sind „aus dem Fleisch, so nit aus Adam ist". Sie haben keine unsterbliche Seele wie der Mensch. Deshalb stehen sie tief unter dem Menschen; Paracelsus stellt sie auf die gleiche Stufe mit dem Vieh, obgleich sie klug und in Listen sehr erfahren sind. Alle „Heimlichen" aus heidnischer Urzeit leben also bei Paracelsus weiter!

Sie entstammen dem Chaos. Aber während der

Mensch aus allen vier Elementen zusammengesetzt ist, ist ihnen nur je ein Element zugewiesen. Jedes andere ist für sie Gift. Wenn Paracelsus sagt, daß sie essen und trinken, so meint er natürlich nicht irdische Speise, sondern eine, die aus dem eigenen Element gebildet ist. So trinken die Salamander ein feuriges Wasser und essen feurige Speise, von der wir uns keine rechte Vorstellung machen können. Aus ihrem Element weben sie ihre Kleider und ebenso wie wir sind sie Krankheiten unterworfen. Paracelsus beschreibt ihr Leben mit gleicher Ausführlichkeit wie später Swedenborg das Leben der Engel im Himmel.

Aus ihrer Natur folgt, daß sie um die Gunst des Menschen buhlen, „sie stellen nach in solcher Liebe, gegen den Menschen, auf daß sie mit den Menschen in derselbigen Bündtnus sind“. Denn Gott hat mit den Menschen ein Bündnis abgeschlossen, mit diesen Elementarwesen aber nicht. Wenn sie aber in Gemeinschaft mit den Menschen treten, werden sie des Bundes zwischen Gott und Menschen teilhaftig und können somit auch das ewige Heil erreichen. Sie haben Geistesgaben von außerordentlicher Schärfe, die sie dazu benutzen, die Gunst der Menschen zu gewinnen. Ihr sehnlichster Wunsch ist eine Ehe mit den Menschen, durch welche sie eine Seele erlangen, wenn sie in Treuen geliebt werden. Unzählige Märchen gehen auf dieses Motiv zurück. (Vgl. darüber J. Haupt: „Die Elementargeister bei Fouqué, Immermann usw.“, Leipzig 1923.) Nach Paracelsus stehen die Wassergeister dem Menschen am nächsten, etwa so wie der Wolf zum Hund. Man kann ein solches Wesen daran erkennen, daß es keine Kenntnis von Gott und Religion hat. In früheren Zeiten bestand ein dauernder, freundnachbarlicher Verkehr zwischen diesen Wesen und den Menschen. Aber durch die wachsende Verderbtheit des menschlichen Geschlechts wurden sie immer scheuer, da sie von bösen Menschen verspottet und betrogen wurden. Deshalb ziehen sie sich immer mehr zurück und lassen sich nur noch vor guten Kindern und einfachen Menschen sehen. Wenn man sie aber reizt oder höhnt, rächen sie sich oft grausam; manchmal sind sie auch ohne Ursache böswillig und belästigen mit unvermutetem Schabernack. Dann ist es rätlich, ihnen aus dem Weg zu gehen und sich mit ihnen nicht einzulassen, da man auf alle Arglist von ihrer Seite gefaßt sein muß.

Verwandt mit diesen vier Elementarwesen ist das Geschlecht der Riesen und Zwerge. „Die Riesen kommen von den Waldleuten (Luft) und die Zwerge von den Erdtmännlein (Erde) und sind Mißgeburten der Natur ebenso wie die Sirenen, die von den Wasserwesen abstammen." — Doch wozu dienen diese Fabelwesen, die mehr einem Märchenbuch entstammen als den Werken eines ernsten Naturforschers? Paracelsus gibt die Antwort: „Nämlich daß Gott Hüter setzt über die Natur zu allen Dingen, und läßt nichts ungehütet." Sie sollen die Wunderwerke Gottes und seine Kräfte dem Menschen vor Augen halten, damit er in ihnen die Macht des Allerhöchsten staunend verehre. Doch der letzte Grund, warum Gott diese Wesen erschaffen hat, ist uns noch verborgen, der wird erst am Ende der Zeiten den Menschen offenbar werden.

Mancher Leser wird sich darüber wundern, wie derartige Ammenmärchen von Paracelsus für bare Münze genommen werden konnten, und wird sich eines Lächelns kaum erwehren. Aber die Lehre von den Elementarwesen (Auß Theophrasti eigener Handschrifft!) ist ebenso wesentlich für ihn wie die Lehre von den Entia. Denn sie zeigt eine Verbundenheit mit der Natur, die nirgends eine leere Stelle annehmen kann und alles als lebendig empfindet. Das ist mehr als bloßes Allegorisieren oder Ausdruck im Symbol! Wer sich einmal der Natur völlig hingegeben hat, muß erkennen, daß ein toter Punkt in ihr sie ganz auseinanderfallen lassen müßte. Die Kontingenz der Naturgesetze (E. Boutroux) ließe eine leere Stelle in ihr als ein größeres Wunder erscheinen als alle Naturgeister des Paracelsus. Man nehme nur die allzu anthropomorphe Form hinweg, und die Ansicht Hohenheims über die Naturwesen wird dem modernen Skeptiker weniger anstößig sein. Und übrigens haben wir nicht das Recht, Paracelsus eines Besseren zu belehren. Im Volksbewußtsein aller arischen Völker finden wir die Lehre von den Elementargeistern, die Kirche kennt sie und bestätigt sie in der Wasser- und Feuerweihe; die Glocken dienen zur Bannung der Luftdämonen, und die Erde der Friedhöfe wird geweiht, um die Erdgeister zu vertreiben. Ferner sei noch auf das Einweihungsritual der Ägypter hingewiesen, das vor allem die Besiegung der Elementarwesen bezweckt. Schließlich sei noch erwähnt, daß man Luftgeister vor nicht allzulanger Zeit in Irland festgestellt haben will.

Nach dem Gesagten wird man sich nicht wundern, daß sich Paracelsus eingehend mit der Hexenfrage beschäftigt hat. Die moderne Forschung sieht in den Hexen nicht mehr eine reine Ausgeburt der Phantasie oder einen abscheulichen Irrwahn, wie es noch das vorige Jahrhundert allgemein annahm. Seitdem man die Phänomene des Mediumismus studiert, seitdem man sich notgedrungen zu der Feststellung bequemt, daß doch etwas daran sein muß, erscheint uns vieles von den Hexenphänomenen verständlicher als früher. Paracelsus widmet diesen Fragen ein eigenes Buch: „De sagis et earum operibus", über die Hexen und ihre Taten.

Vor allem stellt er fest, daß die Taten der Hexen keine Wunder sind, sondern geschickt angewendete Naturkräfte. Wenn z. B. „ein Magus im Winter Rosen und im Sommer Schnee ‚zaubert' ", so muß dem „einfeltigen Mann fürgelegt werden, daß der Magus die Rosen und den Schnee nicht gemacht hat: sondern daß er durch magische Botschafft ... die Natur, so die Zeit in dem Lande geboren hat, fertige in ein frembt Land, da es unbekannt ist". Denn wenn die Hexen nach unseren heutigen Begriffen medial und übersensitiv veranlagte Personen waren, so kann es ihnen nicht schwer gefallen sein, sei es bewußt oder unbewußt, Phänomene hervorzubringen, wie sie sich bei dem schottischen Medium Home und anderen Medien der letzten Zeit gezeigt haben.

Von der Entstehung der Hexen erzählt Paracelsus folgendes: „So wissen vordem und ehe ich das erzähl, daß die Geburt des Kindes die Stund und Minuten des Ascendenten ist, aus dem diese Ding erwachsen.“ Es ist also das Hexentum vom Ens astrale bewirkt, also prädestiniert. Der unheilvolle Aszendent imprägniert das Kind derartig mit Bosheit, daß es, wenn es erwachsen ist, von selbst die Hexenzunft sucht. Man könnte also aus dem Horoskop alle Hexen unzweifelhaft erkennen. Andere, äußere Kennzeichen sind, daß sie Männer fliehen, ferner Zeichen an ihnen, z. B. Mißgestalt, Unsauberkeit, daß sie vor Kirchen umkehren, selten kochen u. dgl. Ihre Wirkung zeigt sich vor allem in Unwettern, die auf ihre Veranlassung zurückgehen. Denn durch die Kraft des ihnen innewohnenden bösen Aszendenten haben sie eine genaue Kenntnis der meteorologischen Verhältnisse und können die Naturkräfte der Atmosphäre leicht in ihre Dienste zwingen. Sie selbst vermögen aus eigener Macht nichts, sondern sie leiten nur Naturkräfte, deren verderbliche Wirkung wir erfahren. Das ist dieselbe Ansicht wie bei Goethe in der Hexenküche: „Der Teufel hat sie's wohl gelehrt, der Teufel selbst kann es nicht machen.“ Eine andere Übeltat der Hexen besteht in den sogenannten Iniecta, „daß sie die Leuth lähmen und in viel Krankheit werffen. Aber das fürnembst ist, daß sie unter die Haut im Körper hineinschießen Stroh, Sauborsten, Spän, Leder, Abschnitz u. dgl. ... Nun ist ihr Schießen so meisterlich, daß sie ein solch Ding in ein Menschen schießen ohn Öffnung der Haut und ohn Verletzung“.

Oder daß sie Bildzauber betreiben. Sie verfertigen ein Bild von einem, den sie verderben wollen, besprechen es mit Flüchen und durchstechen es mit Nadeln — und diese Stiche spürt das Original, das unter dem Bildnis dargestellt ist. Auch diese Fälle, die in den Sagen aller Völker wiederkehren, sind im modernen Mediumismus nicht unbekannt, man erklärt sie als Tele-Ästhesie, daß nämlich der Astralkörper in dauerndem Kontakt mit allem ist, was Beziehung zu ihm hat, z. B. die Handschrift, ein Bild, Haare, Fingernägel, kurz, alles, was astral durchtränkt ist. Es ist also erklärlich, daß eine Verletzung des stellvertretenden Objekts auch eine Beschädigung des Astralkörpers und weiters auch des physischen Körpers zur Folge haben muß. Natürlich ist eine starke Sensibilität Haupterfordernis für das Glücken derartiger telepathischer Experimente. Ferner vermögen die Hexen in der Sexualsphäre viel Unheil zu schaffen; sie machen Männer impotent und Frauen unfruchtbar, sie reizen zu widernatürlicher Unzucht an, wie sie ihr selbst frönen. Paracelsus glaubt auch an alle Berichte, die von der Buhlschaft der Hexen mit dem Teufel erzählen, und erklärt sie also: Der böse Aszendent, der sie beherrscht, vermag auch Besitz von einem Tier zu ergreifen, z. B. von einem Bock, einem Hund, einem Wolf, „und aus Krafft desselbigen Thiers vollführt er den Actum“; daher kommt es auch, daß die Hexen unförmige Monstra gebären, Kinder mit tierischen Zügen. Um diese in die Welt zu setzen und sie dem Teufel zu zeigen, fahren sie auf den Hövberg. Paracelsus steht in der Frage des Hexenwesens durchaus auf dem Standpunkt des berüchtigten Malleus maleficarum, des Hexenhammers, der eine wahre Fundgrube menschlicher Verirrungen, aber auch metaphysischer Phänomene ist, über die ein Urteil zu fällen vorlaut wäre, da manche der dort erwähnten Fälle von Somnambulismus in den letzten Jahrhunderten überhaupt nicht festgestellt werden konnten. Manche Paracelsusbiographen bemühen sich ängstlich, in Hohenheim nur den Mann der Wissenschaft, den Reformator der Medizin zu sehen und ihn als Vorläufer der Aufklärung darzustellen. Ihnen ist natürlich die ganze Philosophia occulta und alles, was damit zusammenhängt, ein Stein des Anstoßes, den sie mit Stillschweigen übergehen oder mit einer belanglosen Phrase abtun.

Doch der Hexenglaube gehört unbedingt in das Gesamtbild der Lehre des Paracelsus. Abgesehen von den authentischen Texten, ist er ja nichts anderes als eine Anwendung des Ens spirituale mit dem bekannten fatalistischen Einschlag. Wenn es dämonische Kräfte gibt und diese nach astrologischen Bedingungen einen Einfluß auf den Menschen gewinnen, müssen diese Erscheinungen irgendwie einen gemeinsamen Charakter aufweisen, und das ist eben das Dogma und Rituale der Hexenzunft. Gerade die Einheitlichkeit der Phänomene und Suggestionen ist ein Beweis dafür, daß wir es bei den Hexen mit irgendeiner physischen Realität zu tun haben. Ob nun Fälle aus einem Land der katholischen, protestantischen, anglikanischen oder kalvinischen Kirche berichtet werden, immer sind es gleiche, fast stereotype Bekenntnisse — auch die vielen freiwilligen, nicht auf der Folter erpreßten. Wie dem auch immer sein mag, eines steht fest, daß Paracelsus alle diese Probleme, Hexentum und Besessenheit, für echt hielt.

Solche Vorstellungen verlieren sich ins Phantastische, wenn sie keinen Zusammenhang mit den Naturgesetzen haben. Was dem Rationalisten als absurd erscheinen muß, gewinnt in den Augen des Naturmystikers Begründung und Erklärung. Man darf aus dem Werk des Paracelsus nicht die Teile übergehen, über welche ein Urteil uns nicht zusteht, weil wir einmal derzeit keine Fälle dieser Art untersuchen können und andererseits keine ausgearbeitete Methode haben, sie wissenschaftlich zu fassen.

Aber nicht nur der Mensch, sondern unser ganzer Planet ist nach Paracelsus von Geistwesen beseelt, deren Wirkungen wir in der Natur kennen, deren geistige Ursachen uns aber noch verborgen sind. So ist für Paracelsus die ganze Meteorologie von geistigen Intelligenzen bewirkt, die in Wechselbeziehung zu den Kräften der anderen drei Elemente stehen. Die Luft ist das Bindeglied zwischen Himmel und Erde, Feuer ist der Mercurius der Elemente, die Erde ihr Sal und Wasser ihr Sulphur, Regen, Schnee, Reif u. dgl. sind eine Emunktion, ein Ausscheiden des Wassers aus der Luft, wie auch jedes andere Element andere Elemente, die in dasselbe eingedrungen sind, emungiert. Natürlich haben hier astrologische Konstellationen wieder ihre große Bedeutung. Das Donnern entsteht aus Donnersternen, die aus Mercurius, Sulphur und Sal zusammengesetzt sind und ihre Verunreinigung, ihren Egest, mit großem Getöse auswerfen. Wenn der Sulphur koaguliert, so wirft er einen feurigen Egest aus: den Blitz. Den jetzt noch unerklärten Kugelblitz nennt er ein „stillstehendes Geschoß“; er ist ein sulphurisches Egest, aber mit merkurialischen Eigenschaften, die ihm seine Schwebestellung geben. Dann glaubt Paracelsus, daß manche Sterne Kröten, Frösche und Gewürm auswerfen, desgleichen Blut; „Sterne, die ihren Egest auswerffen wie einen Laych, und fallen auf die Erden, darauß wachsen Würm, Fröschen, Krotten, und dergleichen vielerlei Käffer. Dieser Egest ist ein fauler Sulphur und Mercurius und ein hitziger Spiritus salis.“ Das Blut, das vom Himmel fällt, ist aus Putrefaktion der Sterne entstanden oder ist ihr Stercus! (Kot) Das Buch „De meteoris“ ist voll solcher Ausführungen.

Der moderne Mensch wird über eine derartige Meteorologie nur lächeln können, und ich gebe zu, daß es auch dem begeistertsten Paracelsisten schwer fallen wird, das alles wörtlich zu glauben. Indes ist die moderne Meteorologie im Grunde genommen auch nicht weiter als Paracelsus; sie hat eine reichere Empirie, aber über die ersten Gründe weiß sie nichts auszusagen. Übrigens dürfte es interessieren, daß die scheinbar ganz absurde Lehre von den Emunktionen und Egesten in der Welteislehre Hörbigers und Max Valiers Schriften eine Wiedergeburt erlebt hat, allerdings unter anderen, weniger anthropomorphen Voraussetzungen und Bildern.

VIII

Die Alchemie

VON DER ALCHEMIE, SOWEIT SIE BEZIEhung zur Heilkunde hat, wurde das Wesentlichste bereits früher erwähnt. Da sie aber in der Lehre des Paracelsus geradezu das Zentralproblem seiner ganzen Weltanschauung bildet, soll sie in diesem Kapitel ausführlich behandelt werden.

Über die Theorie der Alchemie sind ganze Bibliotheken geschrieben worden, und dennoch gibt es auch heute noch kein Buch, das mit eindeutigen Worten sie definieren könnte. Sie war nämlich eine geheime Kunst, mehr Religion als Wissenschaft, die im Wesen nicht gelehrt werden konnte, zu der man die Erleuchtung nur durch die Geburt oder durch die besondere Gnade Gottes erlangen konnte. Mit Gewalt konnte nichts erreicht werden. „Lapis noster nullis datur nisi quibus Dei sit spiramine", heißt ein überall anerkannter Grundsatz des Antonius de Abatia. „Unser Stein wird nur denen gegeben, in denen der Hauch Gottes lebt." Wenn auch einer sämtliche klassischen Werke der Alchemie durchstudiert hat und dann den Stein der Weisen herstellen wollte, so wird es ihm kaum glücken, es sei denn, daß er durch einen besonderen Gnadenakt Gottes erleuchtet würde, — aber dann braucht er keine

Bücher. Die alchemistischen Werke dienen mehr dazu, das Geheimnis zu verschleiern, als es zu offenbaren: der zur hermetischen Philosophie Erkorene wird sie klar und verständlich finden, dem Nichteingeweihten bleiben sie verschlossen, so sehr er sich auch anstrengen mag. So ist a l l e s in ihnen symbolisch und allegorisch aufzufassen; es sind vor allem in den alchemistischen Regeln Seelenprozesse zu verstehen und kein physikalisches Sulphur, Antimon u. dgl. Wer die Regeln wörtlich auffassen wollte, wird ebensowenig zur Erzeugung von wirklichem Gold gelangen wie der, welcher nach den Regeln der Freimaurer sich ein Haus mauern wollte. So wie die starken religiösen Erlebnisse die Seele keusch und schamhaft machen, überhaupt davon zu reden, so wird auch der wirkliche Adept Scheu tragen, sein inneres Erlebnis der Menge zu profanieren. Von selbst wird sein Stil allegorisch werden, um nur von seinen Brüdern im Geiste verstanden zu werden. So versteht es sich, daß im Laufe der Jahrhunderte eine eigene alchemistische Kunstsprache geschaffen wurde, die uns ebenso unverständlich ist wie z. B. dem, der zum erstenmal ein Buch über die moderne organische Chemie in die Hand nimmt. Um von der Alchemie überhaupt etwas zu verstehen, müssen unsere Geisteskräfte sich ganz in die geistigen Bedingungen früherer Zeiten versenken, aus denen die innere Läuterung erfolgt. Da es für den mittelalterlichen Menschen feststeht, daß das Innere in unlösbarem Zusammenhang mit dem Äußeren steht, ist es durch den erlebten Seelenprozeß notwendig, daß auch die äußere Natur eine

Veränderung erleidet. So ist potentiell die Möglichkeit der Metallverwandlung gegeben. Diese ist aber nicht der Hauptzweck der Alchemie, sondern etwas Sekundäres, denn es handelt sich nicht um das irdische Gold: „Unser Gold ist nicht von dieser Welt", heißt es bei Trimosinus.

Daher erklärt sich auch der leise Spott der wahren Adepten über die „Küchenmeister und Sudler", die alle Anweisungen wörtlich nehmen und in blinder Gier nach dem Gold planlos darauf los experimentieren. Diese vertun umsonst ihr Geld mit dem Laborieren, sie werden niemals zum Ziel kommen; und um ihre Enttäuschung nicht beschämt eingestehen zu müssen, werden sie zu Betrügereien ihre Zuflucht nehmen, die aber nicht lange währen können und mit der Entlarvung des falschen Adepten enden müssen. Vor allem spielt der Geldpunkt dabei keine Rolle; ein jeder, auch der Ärmste, kann das große Magisterium ausführen. Bei Philaletha (ich glaube bei ihm) heißt es, daß die Herstellung des Lapis nicht mehr als einen Taler erfordere.

Es ist ohne Zweifel, daß Paracelsus ein wahrer Adept der Alchemie gewesen ist, denn seine Schriften zeigen eine so gründliche Vertrautheit mit dem Grundproblem der hermetischen Kunst, daß er zu ihren Klassikern zu zählen ist. Ob er wirklich den Stein der Weisen besessen zu haben glaubte, ist natürlich nicht festzustellen, da Paracelsus selbst dieses Arcanum — wenn er es in seinem Besitz gewesen wähnte — kostbarer als seinen Augapfel hüten mußte und niemandem Mitteilung davon machen durfte. Aber schon zu seinen Lebzeiten vermutete man, daß er seine Wunderkuren mit Hilfe des Lapis ausführe, und behauptete, daß er das geheimnisvolle Pulver in einer Elfenbeinkapsel in dem Knauf seines Schwertes immer mit sich führe. (Vgl. Abbildung S. 112.) Ein Bericht darüber, wie Paracelsus einmal Gold aus Quecksilber hergestellt hat, findet sich bei dem Historiographen Michael Neander (Orbis Terrae Partium Succincta Explicatio, Lipsiae 1586); er ist so interessant, daß ich ihn hier ganz bringe (nach dem Buche Hans Kaysers).

„Gottes Gnade durch Jesum Christum unseren Erlöser, samt meinen ganz willigen Diensten allezeit zuvorn, Achtbar, Ehrbar und wohlgelahrter Herr Magister, Euer Schreiben des Datum den 5. Julii, samt dem beigelegten meines lieben Vettern Matthäi Richtern hab ich den 8. Tag Augusti von dem Botenzeiger dieses Briefes empfangen. Und was meinem lieben Präzeptoren Doctoren Theophrastum belanget, da denn zu Basel geschehen, hab ich Euch den nächst vergangenen Weihnacht Leipzischen Markt geschrieben, kann aber wohl merken, der Brief sei Euch nicht kommen, so hab ich auch den Brief meines Vettern, so die Zeit gegeben, allererst auf den Oster Leipzischen Markt bekommen. Und wann ich sollte was allda zu Basel diesselbe Jahr von ihm mit den Galenischen Doktoribus und sonsten Kranken gehandelt ist worden, hätte sollen beschreiben, hätte ich wahrhaftig an einem ganzen Buch Papier nicht genug, wiewohl es mir auch unmöglich, dieweil es für längst geschehen, ich nun als alters halben vergessen habe. Doch soviel ich noch im Gedächtnis, will ich mich nicht verhalten, da ich ungefährlich, wie man den 29. oder 30. geschrieben hat, bin ich die Woche nach Michaelis gegen Basel kommen zu meinem Landesmann, der damals Cantor in einem Partikular allda gewest, der dann am schweren Fieber lange Zeit krank gewest, hab seinen Chor und Stelle für ihn versorget, ist der mehrgenannte Doctor und mein lieber Präzeptor, seliger Gedächtnis, Philippus Theophrastus Paracelsus, zu dem kranken Kantori gefordert kommen, hat er mich bei ihm gesehen und gefragt, waser Nation bistu? hab ich geantwort, ich bin ein Meißner, ich habe mich in Heidelberg im Studio verzehrt, wollte gerne diesen Winter, dieweil niemals die Dienste überall versäumet, einem Bürger die Kinder lehren, damit ich den Winter Unterhaltung möchte haben. Hat er geantwortet, so du nicht weiter könntest, ich wollt dich zu mir nehmen, und dich unterhalten. Bin auch froh worden, mit ihm gangen, doch dem Kranken seinen Chor und Stelle, weil er gelegen, mit seinem Willen versorget. Da ich nun etliche Zeit bei ihm gewest, ist eine Frau zu ihm kommen, sich beklaget, ihr lieber Mann sei sehr schwach, sie besorge sich, er werde die Nacht nicht überleben. Hat er ihm sein Wasser bringen heißen und drauf, da ers besehen, gesagt, Euer Mann wird morgen das Frühstück mit euch essen und frisch werden. Wenn das Gott wollte, hat sie gesagt, ich habe noch einen fl. und auch nicht mehr in meinem Vermögen, ich wollte ihn Euch gerne geben. Hat er gesagt, schickt ihm nur zu essen, ihr werdet es wohl sehen. Den andern Tag um den Mittag ist sie wieder kommen, hat den fl. bracht, für ihm niedergefallen, ihm den gereicht und gebeten, er wollte ihn vor gut annehmen, und gesagt, sie hätte nicht mehr zu Haus und Hofe, sie wollt ihm sonst mehr geben, darneben ihr Mann ist gar frisch von demjenigen, das er ihr gegeben hat. Darauf er geantwortet: Liebes Weib, nimm deinen fl. und kaufe dir und deinem Mann Essen und Trinken und danket Gott etc. Was es aber war, was er ihr gegeben, weiß ich nicht, es war ein weiß Pulver, das sollte sie ihm im warmen Weine geben und darauf schwitzen lassen. Desgleichen weiß ich, daß er Aussätzige, Wassersüchtige, Fallentsüchtige, Podagrische, Französische und andere unzählig viele Kranke gar umsonst curiert, daß ihm denn die Galenischen Doctores nicht ohne merkliche Schande nicht nachthun haben mögen, dadurch sie dann in große Verachtung bei jedermann kommen, und der Theophrastus dagegen geehrt ist worden.

Noch eines und damit zum Beschluß; sagt einmal: Franz, wir haben nicht Geld, gab mir einen rheinischen Gülden, sprach: Gehe herfür in die Apotecken, laß dir ein Pfund Mercurii abwägen und bringe mir ihn her. Ich tät das, brachte ihm den samt dem übrigen Gelde (denn damals war der Mercurius nicht theuer). Da satzte er vier Ziegel auf dem Herde zusammen, daß die Luft unten geringes herum gehen konnte und schüttete den Mercurium in ein Tiegel, setzte ihn zwischen die vier Ziegel, hieß mich Kohlen darum schütten, darnach auch lebendig Feuer, und wieder Kohlen drauf, und ließens also fein mählich angehen, gingen in die

Stuben, denn es die Zeit kalt war. Über eine gute Weile sprach er: unser servus fugitivus möcht uns draußen entfliehen, wir müssen sehen, was er macht. Wie wir kamen, wollte er schon rauchen und wegfliehen. Sprach er: sehe hin, nimm das Keulgen zwischen die Kluft, und halte es eine kleine Weile hinein, es wird bald zergehen. Wie dann geschah. Nun sprach er: nimm die Kluft wieder heraus und decke den Tiegel und gib ihm gut Feuer und laß stehen. Wir gingen davon in die Stuben, hatten das im Tiegel vergessen. Über eine halbe Stunde sprach er: Wir müssen traun sehen, was uns Gott beschert hat. Heb die Stürze vom Tiegel. Das vollbracht ich. Es war aber das Feuer gar abgegangen und im Tiegel alles gestanden. Sprach er: Wie siehet es? Ich sprach, es siehet geel wie Gold. Ja, Gold sollte es auch sein, sprach er. Ich hub es heraus, es war Gold. Er sprach: nimm es, trage es zum Goldschmiede über der Apotecken und heiß mir Geld dafür geben. Ich that es. Der Goldschmied wog es. Es wog ein Pfund weniger ein Loth; und ging und holete Geld, brachte einen ebenen Beutel von Karteken gemacht voller rheinischer Gülden und sprach: den bringe deinem Herrn und sprich: es ist nicht gar, ich will ihm das andere schicken, wenn ich habe. Ich brachte es ihm. Es ist gut, sprach er, er wird mirs wohl schicken. Es war ein Keulichen einer ziemlichen Haselnuß groß, in roth Siegelwachs eingemacht, was aber darinnen, weiß ich nicht, gethurste (wagte) auch Scham wegen als ein Jünger nicht fragen. Ich glaub aber, daß ers darum tat, daß ich ihn um etwas ansprechen sollte. Er hatte mich sonst lieb. Ich glaube, er hätte mir etwas mitgeteilt, so ich ihn gebeten hätte. Das hab ich auf Euer Schreiben nicht wollen verhalten. Den Elleborum (Nießwurz) muß man den Tag, ehe der Monat neu wird, früh vor der Sonnen Aufgang ausgraben und darnach allererst damit gebaren, wie es mein Vetter gemacht. Das schicke ich Euch, dieweil ich sein selber wenig, ein klein Büchslein voll, bitte, der Herr wolle damit vorlieb nehmen, ich wills kürzlich wieder machen, kann euch mehr übersandt werden. Was aber das Oleum Antimonii belanget, weiß ich wohl, daß es ein köstlich Ding in der Medizin und Chimy ist, ich weiß auch die Retorten zu Görlitz, ich bin aber mehr zu alt, drei Tage und Nächte darüber zu brennen, darf mich nicht dran machen. Wie es aber der Herr Doctor Cepus zu Braunschweig macht, möchte ich gerne wissen. Damit ich aber euch mit meinem Schreiben nicht überdrüssig mache, will ich also beschließen und euch alle in unseres Herrn Gottes allermächtigen Schutz befehlen. Meinem lieben Vettern hab ich hie beiliegende geschrieben. Bitte freundlich, wollet es ihm zu schaffen, will ich wieder um euch verdienen. Datum den 9. Tag Augusti Anno 75 (d. i. 1575).

Euer Achtbarkeit allezeit ganz williger N. N."

Dieser Bericht ist typisch für alle Transmutationen. Der Prozeß ist der denkbar einfachste. Der in Wachs gebettete Lapis wird auf das erhitzte Metall geworfen und nach der Abkühlung ist Gold im Tiegel. Nichts anderes lesen wir bei Schmieder oder Kopp über die geglückten Projektionen der großen Adepten Seton, Wagnereck, Sehfeld und Laskaris.

Der moderne Mensch wird vielleicht geneigt sein, die Alchemie des Paracelsus ebenso aufzufassen wie seine Lehre, daß Frösche und Schlangen vom Himmel fallen. Wer aber die chemischen Forschungen und Ergebnisse der letzten Jahre kennt, wird nicht mehr über die Philosophie der Alchemisten lächeln. Noch ist alle Welt voll des Erstaunens über die Experimente des deutschen Photochemikers Prof. Miethe, dem es im Jahre 1924 geglückt ist, Gold durch Zertrümmerung von Quecksilberatomen künstlich herzustellen. Praktisch hat das Experiment keinen Wert, denn die Kosten, nur ein einziges Gramm künstlichen Goldes herzustellen, übersteigen den Weltpreis des Goldes um das Tausendfache. Aber theoretisch ist dieser Versuch ebenso wichtig wie die um einige Jahre früher erfolgte Verwandlung von Radium in Helium, da nun zum ersten Male wissenschaftlich bewiesen wurde, daß alle Elemente nur Modifikationen eines einzigen Urelements sind und daß es durch eine andere Gruppierung der Atome, beziehungsweise der Ione, möglich ist, ein Element in ein anderes zu verwandeln.

Einen weiteren Beweis für die Entwicklung der Elemente aus einem Urstoff hat die Astrophysik geliefert. Die Spektralanalyse hat festgestellt, daß sich in den Spektren der heißesten Sterne die ganz typischen Streifen von Gasen mit kleinem Atomgewicht befinden, wie Hydrogenium, Helium, Asterium und ein noch unbenanntes Gas. Bei etwas abgekühlten, also jüngeren Sternen treten Sauerstoff und Kohlenstoff auf. Bei noch mehr erkalteten Sternen zeigen sich Metalle,

Eisen, Wismut, Mangan, Silizium usw. Das heißt: Je älter der Stern ist, desto schwerer wird das Atomgewicht. Da alle Sterne doch aus dem gleichen kosmischen Urstoff bestehen müssen, kann man das Auftreten der Metalle nur dadurch erklären, daß sie sich allmählich aus den Gasen gebildet haben.

Das gilt nun auch von der Erde. Da unser Planet sich doch einst von der Sonnenmasse losgelöst hat, müßte er auch die gleichen Elemente wie sie haben. Nun zeigt das Sonnenspektrum nur fünfzehn oder sechzehn Elemente an, unsere Erde enthält aber über achtzig Urstoffe von meist hohem Atomgewicht, auffallend wenig kleingewichtige Gase wie Helium und gar kein Asterium. Das muß als Beweis gelten, daß die Metalle allmählich durch Abkühlung der kleingewichtigen Sternengase entstanden sind. — Es ist hier nicht der Ort, auf andere merkwürdige Tatsachen der Chemie hinzuweisen, wie Polymerie, Allotropie und Änderung der Valenz bei einem und demselben Element, was wieder auf die Verwandlung der Elemente hindeutet. Aber man braucht nur die Tafel Mendelejeffs als Laie zu betrachten und wird den Zusammenhang der Elemente miteinander gewahren. So ist man zur Ansicht gekommen, daß die Materie überhaupt nur konzentrierte Energie ist, daß sich jede Materie durch Atomzerfall in Energie umwandeln läßt und als Materie verschwindet, und daß umgekehrt Energie, also etwas Unmaterielles, materiell werden kann. Nach einer solchen Theorie ist also die Metallverwandlung etwas wissenschaftlich Einwandfreies, ja durch sie erscheinen die sogenannten okkulten Phänomene nicht als etwas Wunderbares; es sind Energien am Werk, die — obwohl innerhalb der Naturwissenschaft — doch Äußerungen hervorbringen, die den bisherigen Anschauungen widersprechen. So kann man mit Recht sagen, daß unsere Naturwissenschaft noch in ihren Anfangsgründen steckt, daß wir nicht weiter sind als das Mittelalter, welches von der Ur-Energie, dem Archäus, mehr wußte als wir, und daß die Lehre des Paracelsus schon jetzt von der Wissenschaft anerkannt werden muß.

Um nun zu Hohenheim zurückzukehren, so wissen wir bereits, daß ihm Alchimia die Kunst ist, das in der Natur Unvollkommene vollkommen zu machen. „Denn die Natur ist so subtil und scharf in ihren Dingen, daß sie ohne große Kunst nicht will gebraucht werden. Denn sie gibt nichts an Tag, auf das sein Statt vollendet sei, sondern der Mensch muß es vollenden. Diese Vollendung heißt Alchimia ... Also, was aus der Natur wachst dem Menschen zu nutz, derselbige, der es dahin bringt, dahin es verordnet wird von der Natur, der ist Alchimist."

Daraus ergibt sich, daß es die erste Aufgabe des Menschen ist, in sich selbst das Unvollkommene zur Vollkommenheit zu bringen. Wie auf dem Heiligtum zu Delphi steht auch auf der Pforte, die zur Alchemie führt, der Spruch: „Erkenne dich selbst!" Ganz deutlich findet sich dies bei dem Alchemisten Alipili (zitiert bei Ethan Allen Hitchcock: Remarks upon Alchemy and the Alchemists, Boston 1857, S. 34): „Die höchste

Weisheit für den Menschen ist die, sich selbst zu erkennen, denn in ihn hat Gott sein ewiges Wort gelegt ... Wer in die Tiefen der Natur eindringen will, lerne also zuerst wissen, was er selbst sei, ohne in fremden Materien außerhalb seiner zu suchen; durch die göttliche Kraft, die in ihm liegt, heile er sich vor allem selber und transmutiere seine Seele ... Wenn du das, was du suchest, in dir nicht findest, wirst du es auch außer dir nicht finden. Wenn du die Vortrefflichkeit deines eigenen Hauses nicht kennst, was streichst und suchest du nach der Vortrefflichkeit fremder Dinge? Der gesamte Kreis der Welt schließt nicht so große Geheimnisse und Wunderdinge ein wie ein kleiner Mensch, von Gott nach seinem Bild geschaffen. Und wer zuvorderst sein will unter den Forschern der Natur, der wird nirgends ein größeres oder besseres Feld für sein Studieren finden als sich selbst; darum will ich dem Beispiel der alten Ägypter folgen ... und aus gewisser Erfahrung sprechend, dir dies ans Herz legen: O Mensch, erkenne dich selbst; in dir ist verborgen der Schatz der Schätze."

Nach diesen Worten scheint es, daß die Alchemie überhaupt nur ein Seelenprozeß wäre und überhaupt nichts mit Metallen und deren Veredelung zu tun hätte. Anderseits gibt es eine Unzahl authentischer Berichte über wirklich erfolgte Transmutationen, so daß ein Gegensatz zwischen der Seelenalchemie und der Experimentalalchemie zu bestehen scheint. Aber nur scheinbar! Es gibt eben nichts rein Seelisches, wie es nichts rein Körperliches gibt; eines steht mit dem anderen in einem Korrelatverhältnis, eines ist der Ausdruck des andern; anima est forma corporis. Wer in seiner inneren Läuterung und Erleuchtung durch die Gnade Gottes die höchste Stufe erklommen hat, der erkennt dadurch von selbst alle Naturkräfte, die ganze Welt wird für ihn durchsichtig, und ihm ist es ein leichtes, sich der für jeden anderen geheimen Gesetze und Anordnungen der Natur zu bedienen. Daher erklärt sich auch der ethische Sinn aller echten Adepten, die es verschmähten, die königliche Kunst zu eigennützigen Zwecken zu mißbrauchen. Und alle sind auch in Armut gestorben. Die Schätze der ganzen Welt zur Verfügung zu haben und dennoch in heiliger Überwindung darauf zu verzichten: das ist die tragische Größe des Alchemisten. Die Gier muß vollständig ertötet sein, wenn er an das Magisterium schreitet. In ihm die Größe und Gnade Gottes demutsvoll zu erleben, ist sein einziger Gewinn und Ansporn, weshalb er es überhaupt unternimmt. Und es ist erschütternd, das Testament des Paracelsus zu lesen: der Mann, der nach dem Bericht Neanders künstliches Gold herstellen konnte, hinterläßt ein Erbe an irdischen Besitztümern, das so recht seine Armut und sein Elend kennzeichnet.

Die Erkenntnis, was für ein Stoff eigentlich die Materia prima sei, der Ausgangsstoff des alchemistischen Prozesses, wird von den Adepten als der schwierigste Teil des hermetischen Werkes bezeichnet. Und deshalb wird sie von allen Alchemisten so geheim gehalten, daß nicht einmal ihr Name in den Schriften erwähnt werden darf. Und in der Tat, man kann die klassischen

Werke der Alchemie, das Aureum vellus, Raymundus Lullus, Fludd, Arnaldus de Villanova, Philaletha, den ganzen Basilius Valentinus durchstudieren und wird, wenn man nicht die damaligen Geheimlehren kennt, nicht darauf kommen, was unter ihr zu verstehen ist, obzwar sie so deutlich beschrieben wird, daß ein jeder daraufkommen müßte. Ein wahres Vexierspiel mit der Materia prima befindet sich in der anonymen Schrift, die der „kleine Bauer" genannt wird. Dort findet sich ein Spiegel und Probierstein der philosophischen Materie, ferner eine Sammlung von Sprüchen über den Ursprung und die Eigenschaften der Materie, von denen ich einige zum Kopfzerbrechen zitiere:

„Unser Stein wird gefunden auf allen Straßen und Gassen, in Tälern und auf Bergen.
Man bekommt ihn zwischen Himmel und Erden.
Ist offenbar vor allen Menschen.
Die Armen haben ihn mehr als die Reichen.
Das Gute davon werfen die Leute hinweg und das Schlechte behalten sie.
Ist sichtbar und unsichtbar.
Die Kinder spielen damit auf der Gasse.
Ist weich und schwer und an Geschmack süß und herb.
Ist in seinem Wesen dreieckig und viereckig in seinen Eigenschaften.
Ist ein Stein und doch kein Stein, gleichzeitig männlich und weiblich, daher Hermaphrodit genannt." —

Wer es jetzt noch nicht weiß, zahlt einen Taler!

So widersinnig dieses Versteckenspielen auch erscheinen mag, so notwendig ist es für das Wesen der Alchemie, die ja keine Wissenschaft, sondern eine

Kunst ist. Und wie das Wesentliche der Kunst nicht gelehrt oder gelernt werden kann, sondern ein selbsterlebter Akt einer schöpferischen Begabung ist, so kann auch die Alchemie nur in das „einfühlen", was als unmittelbares Erlebnis gegeben ist. Deshalb heißt es auch, der Stein muß zuvor im Kopf und im Herzen gemacht werden, und der eigentliche Athanor (der alchemistische Ofen) sei der menschliche Leib. Daher scheuen sich die Adepten vor dem Wort, das die Dinge genau benennt, und geben nur so viel, daß der Begabte, Begnadete auf den richtigen Weg gelenkt wird. Aber gehen muß er selber. Daher bedienen sich die Adepten lieber der Zeichen und allegorischen Abbildungen, die, wenn man sie richtig deutet, mehr sagen als alle alchemistischen Schriften. Als Mustersammlung alchemistischer Bildsymbolik kann Heinrich Khunraths „Amphitheatrum Sapientiae Aeternae" gelten, in dem die Deutung der mystischen Abbildungen zu dem Schwierigsten des Studiums gehört. Ich bringe zwei leichter verständliche Bilder als Beispiele alchemistischer Symbolik. Im ersten (S. 81) sieht man unten den Würfel, das Zeichen für Salz, gleichzeitig ein Freimaurersymbol; dann Mercurius zwischen Sonne und Mond, im Sulphurzeichen den Phönix, der sich selbst verbrennt, oben den gekrönten Saturn mit Sense und Zirkel, zu seiner Rechten sieben Tropfen Wasser, zur Linken das Feuer.

Das zweite Symbol (S. 81) stellt nach Basilius Valentinus das große hermetische Geheimnis dar. Wir sehen hier die Dreieinigkeit von Körper, Seele und Geist, die den geflügelten Menschen bedeckt. Der innere Kreis enthält in den sieben Feldern, die den Zahlen und Planeten zugeteilt sind, die Inschrift „Visita Inferiora Terrae Rectificando Invenies Occultum Lapidem", d. h. suche die unteren Teile der Erde auf; wenn du sie vervollkommnest, wirst du den geheimen Stein finden. Die Anfangsbuchstaben ergeben das Wort VITRIOL, unter dem aber nicht unser Vitriol H_2SO_4 verstanden werden darf, sondern das Vitriol der Erde, eben unsere Materia prima. Die sieben kleinen Kreise drücken die einzelnen Stadien des großen Werkes aus, die im Zusammenhang mit den sieben Planeten stehen. Ähnlich sagt Paracelsus im Buche „De rerum natura": „Daß ihr erstlich wissen sollt, daß alle sieben Metallen aus dreyen Materien geboren werden, nemblich aus Mercurio (spiritus), Sulphure (anima) und Sale (corpus)."

Statt der sieben Stadien bei Basilius Valentinus und Paracelsus finden wir bei den meisten anderen Alchemisten nur vier Prozesse angegeben, durch welche das große Werk vollendet wird.

Der erste Prozeß ist die Solution oder Liquefaktion. In ihm wird das Feste flüssig und das Flüssige fest gemacht. „Solve et coagula", löse und binde! lautet die Regel. Hier zeigt sich die magische Binde- und Lösegewalt des Adepten, welche über alle drei Reiche der Natur gebietet. Wie jegliches Leben aus dem Tod, aus der Verwesung entsteht, so muß auch die im Merkurialwasser solvierte Materia prima im Bauch der Erde begraben werden, wo sie in Fäulnis übergeht. Man wählt dazu meist ein Gefäß, das man mit Roßmist füllt (venter equinum). Das ist der Prozeß der Putrefaktion, welcher viele Wochen andauert, bis die verfaulte, schwarz gewordene Materie allmählich eine weiße Farbe annimmt. Der Rabe wechselt sein Gefieder und verwandelt sich in weiße Tauben. In der darauf folgenden Reduktion wird der Materie der Geist zurückgegeben, der durch Verdunstung verloren gegangen ist. Sie wird mit der philosophischen Milch genährt, bis sie so stark wird, daß sie als roter Drache oder Leu gegen sich selbst wütet und sich in Blut verwandelt. Die rote Farbe gilt als Zeichen, daß das große Werk auf gutem Weg ist. Die darauffolgende Fixation oder Koagulation läßt den Geist feste Formen gewinnen und gibt der Materie ihre feste Gestalt zurück. — Dabei ist zu erwähnen, daß der Materie gleich zu Beginn Goldhefe zugefügt werden muß, welche dieselbe Rolle spielt wie der Sauerteig beim Brotbacken. Dieser alchemistische Sauerteig besteht aus Schwefel, Quecksilber und Gold. Die große Schwierigkeit beim ganzen Werk besteht darin, die Zeiten richtig abzumessen. Oft ist die Arbeit bis zur weißen Farbe gediehen, doch bei der Reduktion stellt sich statt der ersehnten Röte eine ganze Skala von schillernden Farben ein, die der Pfauenschweif genannt wird und anzeigt, daß die Reduktion mißglückt ist.

Dabei ist zu betonen, daß dabei das Feuer eine unbedeutende Rolle spielt. Der Alchemist bedient sich des philosophischen Feuers, das auch sonst das Elektro-Magikon genannt wird und mit dem früher erwähnten Urfeuer identisch ist.

Hat nun der Adept den hochberühmten Lapis also gewonnen, so ist es ihm nicht schwer, daraus das Aurum potabile, das trinkbare Gold, und das Lebenselixier herzustellen. Über dieses Elixier, welches bei Paracelsus Tinctura physica heißt, handelt er in der gleichnamigen Schrift. Er sagt darüber im Schlußkapitel: „Das ist die Tinctura, dadurch etliche von den ersten Physicis in Egypten, wie dann auch noch auff diese Zeit hundertfunfzig Jahr gelebet. Vieler vita hat sich auf etliche secula erstrecket, wie die Historien öffentlich ausweisen und doch sonst niemandem glaubwürdig gedaucht: denn ihre Kraft ist so wunderlich, daß sie den Leib höher bringet ... und in demselben Grad standhafftig erhält, daß er von allen Krankheiten bewahret, und ob er mit Alter behafftet, scheinet er gleichsam seiner früheren Jugendt zugestellet.

Also Tinctura physicorum ist ein Universal, welches verzehrt alle Krankheiten gleich einem Feuer, so die Höltzer verzehret. Seine Dosis ist gar klein, aber seine Würckung mächtig groß. Daher sind von mir curiert worden Aussatz, Frantzosen, Wassersucht, hinfallende Sucht, Colica, Gutta; desgleichen Wolff, Krebs, Sprey, Fisteln und allerley innwendige Mängel, mehr denn einem Menschen zu gedencken ist, wie mir dessen Deutschland, Franckreich, Italia, Pohlen, Böhmen genugsam Zeugniß geben wird."

Noch deutlicher spricht Paracelsus im zehnten Buch seiner Archidoxis-Bücher über die heilende Kraft des Lapis und der aus ihm gewonnenen Tinktur: „Also ex Lapide Philosophorum, der ist, der also das Hertz reinigt und alle Hauptglieder, darzuo das Gedärme, das Marck und was darmit begriffen wird, und ist also, daß kein Mangel in ihnen erfunden wird von keiner Ungesundheit, da weichet Podagra, Hydropisis, Icteria, Colica, Passio, alle Ungeschicklichkeit der vier Humorum läutert es, als ob sie gleich sein der ersten Geburt, denn da weichen alle die vier Dinge, so sich unterstehn die Natur zu verderben, wie die Würme das Feuer fliehen, also fliehet die Krankheit und Ungesundheit diese Erneuerung."

Über die Herstellung des Elixiers gibt Paracelsus keine Anweisung. Aber andere Adepten, die sonst von dem Lapis nur symbolisch sprechen, drücken sich ganz klar darüber aus, so z. B. d'Espagnet, der folgendes Rezept gibt: „3 Teile rote Erde (d. i. der Lapis), Wasser und Luft, zusammen 6 Teile, mische alles und bereite eine metallische Paste wie Butter, in der die Erde nicht mehr mit dem Finger zu fühlen ist. Hinzu füge 1½ Teile Feuer und setze es in ein sorgfältig verschlossenes Gefäß, gib ihm Feuer des ersten Grades zur Digestion. Du bereitest dann einen Extrakt der Elemente nach den Graden des Feuers, bis sie in eine feste Erde reduziert werden. Die Materie wird wie ein glänzender, durchsichtiger roter Stein und ist dann fertig. Setze sie in einen Gießtopf auf schwaches Feuer und befeuchte sie mit ihrem roten Öl, Tropfen für Tropfen, bis sie ohne Rauch flüssig wird. Befürchte nicht, daß sich dein Merkur verdampft; die Erde trinkt die Feuchtigkeit begierig, denn sie ist von ihrer Natur. Du hast nun das Elixier vollendet. Danke Gott für seine Gunst, die er dir bewiesen hat, gebrauche es zu seinem Ruhm und bewahre das Geheimnis."

Schließlich spielt die Multiplikation des Lapis in der Alchemie eine große Rolle. Unter ihr versteht man eine Vermehrung der goldverwandelnden Kraft des Steines auf das Zehnfache. Alle großen Adepten sprechen von ihr; daher fällt es auf, daß Paracelsus sie nirgends erwähnt. Jedoch sagt er in seinem „Geheimen Inventarium", das sich in meiner Ausgabe seiner magischen Unterweisungen abgedruckt findet (Leipzig 1923; längst vergriffen), daß er drei Schätze verborgen habe, nämlich sein „Pulverlein" mit vielen Edelsteinen und rotem Gold, und zwar „zu Weiden in dem Hoff-Spitall gegen Morgen", der zweite sei „in der Entscheidung Franckreich und Hispanien" und der „letzte und höchste Thesaurus Thesaurorum in Entscheydung Bayern und Schwaben auf einem verworfenem Orth ... daselbst ligen alle operationes Philosophiae, so seit Adams Zeiten von Alchimia, Philosophia, Astronomia, Cabala, Magia und anderen weißen Künsten gehabt worden sein, die alle neu durch Engl und meine Erfindung seint corrigiert worden".

Wie es sich auch immer mit diesen Schätzen verhalten mag, so steht das sicher, daß Paracelsus ganz auffallende Heilungen erzielt hat und daß allgemein das Gerücht verbreitet war, daß er im Besitz des Lapis gewesen wäre. Als novellistischen Schluß dieses Kapitels bringe ich eine Erzählung über Paracelsus aus Johann Konrad Creilings „Edelgeborene Jungfer Alchymia", Tübingen 1730, S. 240 ff.

„Nachdem kurtz zuvor der Böhmische Edelmann Gersdorf dem Herrn Borrichio gesagt, daß Theophrastus Paracelsus seinem Ahnherrn den Lapidem gegeben, so siehet man daraus, daß Theophrastus müsse ein wahrer Adeptus gewesen sein, woran doch viele und in specie der billig hochaestimirte Theobaldus ab Hoghelande zweifeln. Ja wenn es so wär, wie der Sächsische Historiographus Herr M. Tenzel in seinen monatlichen Unterredungen p. 448 vermeint, daß dieser zu Amsterdam gewesene Gersdorf noch mehrere Brüder gehabt (darunter einer zu Hanau ein rares Specimen mit dem übrig gebliebenen Staub des Goldmachenden Pulvers bewiesen, wovon hernach unten Gelegenheit zu reden kommen wird), welche alle von ihrem Herrn Vatter auff die Reise eine Büchse mit dem Pulver, so vom Theophrasto hergekommen, empfangen, so müßte Theophrastus viel solchen Pulvers gehabt haben und damit sehr liberal gewesen sein. Wann überdas er noch von diesem Pulver hier und da vergraben hätte, wie einige wollen, und in specie der Pater Wentzel in seiner Krankheit bekennet hat, daß er aus einigen Anzeigungen vermuthet, Theophrastus habe daselbst von seinem Tinctur-Schatz vergraben, und da er dann alldorten nachgesucht, solches vortreffliche Pulver, womit er nachher soviel tingieret hat, bekommen. Es geben sonst noch viele Traditiones vom Theophrasto so viel, daß man fast nicht zweifeln kann, er müsse etwas gehabt haben. Ich habe in meiner Jugend auch einen gemeinen Mann gekannt, der sagte von seinen Voreltern ein chymisches Magisterium zu haben herkomme, welches von einem vor Alters sehr berühmten Schweitzer Doctor, Phrastus genannt, welcher einen großen Degen und an dem Gefäß einen großen Knopff, den man habe auffschrauben können, gehabt, worinnen derselbe ein Pulver gehabt, damit er habe Gold machen und alle Krankheiten curieren können. Ich erinnere mich, in dem Agricola in Poppium gelesen zu haben, daß er mit einem alten Mann bekannt worden, welcher des Theophrasti Laboranten einer gewesen, von deme er viele Nachrichten bekommen, woraus genugsam zu schließen, daß Theophrastus die Kunst Gold zu machen gehabt. Es erzählet auch Ristius in seiner alleredelsten Thorheit nicht nur eine sehr remarquable Cur an einer von Natur-lahmen 22 Jahre alten Jungfer in Ingolstadt, sondern saget auch positivement, p. 285, Theophrastus hat können Gold machen, soviel als er nur gewollt. Darauf erzählet er zur Confirmation folgende Historie:

Es begab sich, daß Theophrastus auf seinen Reisen einsmahls in ein fürnehme Stadt kam im Würtemberger Lande, darin er etliche Tage'zubrachte, und, dieweile er aber mahl viele von seinen Leuten bey sich hatte, nicht ein geringes darinnen verzehrete. Sein Hofmeister, der allenthalben mußte auszahlen, schickte zu ihm und ließ ihm sagen, daß kein Geld in der Cassa mehr vorhanden wäre. Theophrastus ließ ihm wieder sagen: Ob denn kein Bley in der Stadt zu bekommen wäre, er sollte einen Centner Bley kaufen lassen. Der Hofmeister, der in einer anderen Herberge lag, vollbrachte seines Herrn Befehl, kaufte das Bley, ließ es in

Stücke hauen, in einen Tiegel werfen und auf glüende Kohlen setzen und blieb aber selber dabey, und wie es fast alles geschmolzen, ließ er dem Herrn solches bald wissen. Der Herr Theophrastus schickte seinen Cammer-Diener, den er erstlich vor wenig Tagen angenommen, zu dem Hofmeister, daß er demselben ein kleines Papierlein, darinnen ein Blutrothes Pülverlein war, sollte zustellen, mit Befehl, daß er dasselbe zu dem geschmolzenen Bley in den Tiegel schütten und wohl umrühren sollte, welches, nachdem es geschehen, ließ der Hofmeister das geschmolzene Bley in eiserne Form gießen. Als aber dasselbe nicht eine Bley-, sondern eine Gold-farbe hatte, lief der Cammer-Diener eiligst zurück und vermeldete seinem Herrn, daß das, was er befohlen, schon verrichtet und das Bley geschmoltzen wäre, sehe aber leibhafftig aus wie das schönste und klarste Gold, worüber er sich nicht genugsam verwundern könnte. Ja, Gold sollte es auch sein, sagte Theophrastus, mit Bley kann ich nicht viel ausrichten. Ließ darauf seinen Wirth bitten, daß er dieses gemachte Gold zum Müntz-Meister des Ortes bringen möchte, welcher, nachdem er sich nicht genug über desselben fürtrefflicher Kostbarkeit verwundern können, etliche tausend Gülden ihme dafür bezahlet hat.

Soweit der berühmte Herr Rist, welcher zwar nicht beygesetzet, wo er diese Historiam her habe. Und ich kann nicht läugnen, daß dieselbe in einigen erzählten Umständen einem leichtlich fremde vorkommen kann, allein, wer da weiß, welch ein besonderer Heiliger der Theophrastus gewesen, der wird sie desto eher seiner curiosen Conduite gantz convenable finden; es stehet aber einem jeden frey, solche zu glauben oder nicht, indem ich selbsten darin noch nicht determiniret bin."

ANHANG

Über den Homunculus

Im Anschluß an die alchemistischen Theorien und als Folge davon taucht bei den meisten Adepten die Idee von der künstlichen Zeugung des Menschen auf. Wenn es in der Tat möglich ist, die Quintessenz aller feinen Naturkräfte in dem Lapis darzustellen, so muß es auch möglich sein, den ganzen Mikrokosmos, also den Menschen — allerdings ohne Seele, die Gottes ureigene Schöpfung ist — künstlich zu erzeugen. Es war naheliegend, die Materia prima mit dem menschlichen Samen zu vergleichen und den letzteren der gleichen alchemistischen Prozedur zu unterwerfen, um den Homunculus zu erzeugen. Die Adepten vor Paracelsus beschränken sich aber meist darauf, mit anderen Methoden den Homunculus zu erzeugen, so z. B. Agrippa von Nettesheim, der im ersten Buch (Kap. 36) schreibt: „Es gibt ein Kunststück, wodurch sich in einem einer Bruthenne unterlegten Ei eine menschliche Gestalt erzeugen läßt, wie ich selbst gesehen habe und es auch auszuführen weiß. Einer solchen Gestalt schreiben die Magier wunderbare Kräfte zu und nennen sie den wahren Alraun." Der Ursprung der Alraune ist aber hebräisch ebenso wie die Sage vom Golem, und es ist somit wahrscheinlich, daß der Homunculus gleichfalls semitischer Herkunft ist.

Paracelsus erzählt von der Erzeugung des Homunculus im ersten Buch seiner Schrift „De generatione rerum naturalium“ folgendes: „Nun ist aber die Generation der Homunculis in keinem Weg zu vergessen. Denn etwas ist daran: wiewohl solches bisher in großer Heimlichkeit und gar verborgen ist gehalten worden, und nit ein kleiner Zweifel und Frag unter etlichen der alten Philosophis gewesen, ob auch der Natur und Kunst möglich sei, daß ein Mensch auch außerthalben weiblichs Leibs und einer natürlichen Mutter möge geboren werden? Darauf gib ich die Antwort, daß es der Kunst Spagyrica und der Natur in keinem Weg zuwider, sondern gar wohl möglich sei. Wie aber solches zu ganz und geschehen möge, ist nun der Prozeß also: nämlich daß der Sperma eines Mannes, in verschlossenen Cucurbiten per se mit der höchsten Putrefaktion, ventre equino (im Roßmist ebenso wie die Materia prima) putreficiert werde auf vierzig Tag oder solang, bis er lebendig werde und sich beweg und rege, welchs leichtlich zu sehen ist. Nach solcher Zeit wird es etlicher Maßen einem Menschen gleich sehen, doch durchsichtig ohn ein Corpus. So er nun nach diesem täglich mit dem Arcano sanguinis humani gar weislich gespeiset und ernähret wird, bis auf vierzig Wochen und in steter gleicher Wärme ventris equini erhalten: Wird ein recht lebendig menschlich Kind daraus mit allen Gliedmaßen wie ein ander Kind, das von einem Weibe geboren wird, doch viel kleiner. Dasselbig wir ein Homunculum nennen und soll hernach nit anders als ein anders Kind mit großem Fleiß und Sorge auferzogen werden, bis es zu seinen Tagen und Verstand kommt. Das ist nun der aller höchsten und größesten Heimlichkeit eine, die Gott den tödtlichen und sündigen Menschen hat wissen lassen. Denn es ist ein Miracul und Magnale Dei und ein Geheimnis über alle Geheimnis. Soll auch billig ein Geheimnis bleiben, bis zu den allerletzten Zeiten, da dann nichts verborgen wird bleiben, sondern alles offenbaret werden."

Aus dem männlichen Samen, der auf die Erde geschüttet wird, entstehen die seltsamen Mißgeburten der Natur und Ungeheuer der Astralwelt, welche unter den Menschen große Verheerungen anrichten. Ebenso hat das Menstruationsblut der Frauen magische Kraft. Jede widernatürliche Unzucht, vor allem die Sodomie, bringt eine Unzahl von Monstra hervor, die Aspides, Basilisken und Drachen, welche von Astralwesen beseelt werden.

Wie die künstliche Erzeugung ein alchemistischer Akt, so ist es auch die Palingenesie, die künstliche Erweckung abgestorbener Wesen, welche Paracelsus Nigromantia nennt. Darüber erzählt er im sechsten Buch der erwähnten Schrift De rerum naturae: „Also sehet an einer Schlangen, so dieselbe zu Stücken gehauen, zerschnitten und gar getötet wird, und solche Stück der getödteten Schlangen in ein Cucurbith gethan und in ventre equino putreficiert, so wirds in dem Glas alles lebendig zu Würmlin, gleich dem Laich. So nun alsdann dieselbigen Würmle recht wie sichs gebührt, in der Putrefaktion erzogen, gemäst und ernährt werden, so wachsen und werden aus einer Schlange viel hundert Schlangen, da ein jede allein also groß ist, als die gewesen ist, welches allein die Putrefaktion vermag. Und also wie nun von der Schlangen mögen viel mehr Tier resuscitiert, renoviert und restauriert werden.

Und also nach diesem Prozeß haben sich beide Hermes und Virgilius unterstanden, mit Hilf der Nigromantia nach ihrem Tod zu renovieren und resuscitieren und wieder zu einem Kind neu geboren werden: ist ihnen aber nach ihrem Fürnehmen nicht gerathen, sondern übel mißlungen."

Die Idee von der Palingenesie spukt dann noch einige Jahrhunderte in den Köpfen der Alchemisten, die sich fast alle auf die erwähnten Stellen des Paracelsus beziehen. So spricht William Maxwell, ein Schüler des Robert Fludd, in seiner „Medicina magnetica" (1679) über den Homunculus und die Palingenesie: „Nimm eine ziemliche Quantität Rosenblätter, trockne dieselben am Feuer und verstärke endlich das Feuer durch den Blasebalg, bis sie zu einer sehr weißen Asche verbrannt sind. Nun ziehe mit gewöhnlichem Wasser das Salz aus und setze das Salz in ein Kolatorium, dessen Öffnungen aufs beste verschlossen sind, drei Monate lang ans Feuer, hierauf vergrabe es im Mist und lasse es drei Monate darin. Nach Verlauf dieser Zeit nimm das Gefäß heraus und setze es wieder ans Feuer, bis die Gestalten im Glase zu erscheinen anfangen.

Und wie auf diese Weise die Pflanzensalze die Gestalten der Pflanzen, von denen sie bereitet sind, in einem Glase zu zeigen genötigt sind, so kann auch, und das ist eine zuverlässige Sache, das Blutsalz vermittelst einer sehr geringen Wärme ein menschliches Bild darstellen. Man muß dies für den wahren homuncle des Paracelsus halten."

Dergleichen Dinge, die eigentlich in das Kapitel der Magie gehören, galten nicht weniger glaublich als die Lehre vom Lapis. So sehr sich auch der moderne Verstand sträubt, an solche Phantastereien zu glauben, so sind sie doch in Wirklichkeit weniger unglaublich als viele andere Anschauungen Hohenheims. Man darf nicht aus Paracelsus nur das herausklauben, was der moderne Verstand als begründet oder wahrscheinlich annehmen kann, sondern muß die ganze scheinbar wirre und verworrene Gotik entweder anerkennen oder ablehnen.

Natürlich wohnt allen diesen Dingen ein religiöser Grundgedanke inne: Auch im Menschen, dem Ebenbild Gottes, lebt noch göttliche Schöpferkraft; daher muß es ihm möglich sein, in der kleinen Welt Wesen und Dinge zu erschaffen, wie Gott in der großen Welt stündlich neu schafft. Nun ist der Mensch sich selbst das nächste Objekt, und sein Schaffen besteht im wesentlichen in seinem Erkennen und erst in zweiter Linie in der Beeinflussung der Umwelt. So wurde die Lehre vom Homunculus und der Palingenesie zur Geheimlehre aller okkulten Sekten, besonders der Rosenkreuzer. Karl Kiesewetter hat in der „Sphinx", 1889, S. 207 ff. zwei handschriftliche Texte über den Homunculus veröffentlicht, die aus den Kreisen der Rosenkreuzer stammen. Man wird hier die alte Lehre des Paracelsus wiederfinden, allerdings mit einem viel stärkeren religiösen Einschlag.

Schließlich sei noch erwähnt, daß H. P. Blavatsky, die fest an den Homunculus des Paracelsus glaubte, im ersten Band der „Entschleierten Isis“, S. 495—496, von einem modernen Experiment erzählt, demzufolge es einem Engländer namens Andrew Crosse geglückt sein soll, Milben auf künstlichem Wege zu erzeugen. Wenn dieses Experiment wirklich wissenschaftlich einwandfrei ist, dann könnte schließlich auch einmal der Homunculus des Paracelsus zur Wirklichkeit werden.

IX

Die Astrosophie

DAS, WAS MAN HEUTZUTAGE ASTROLOGIE nennt, ist keine Astrologie im Sinne früherer Zeiten. Denn wir Großstadtmenschen haben keine innerliche Beziehung zum Leben und Schaffen der Natur, wir bewundern sie gelegentlich, aber das Erfühlen ihrer zeugenden Kräfte ist uns verlorengegangen. Wind und Wolke sind uns nicht mehr Bruder und Schwester, die Sonne nicht mehr ein strahlender Gott und die Erde nicht mehr die nährende Mutter. Das Heulen des Herbststurms, das fahle Wetterleuchten über der Heide und das Krachen des Donners wird nicht mehr als göttlich empfunden wie von den Helden der Edda oder Ossians; was damals ein erschütterndes seelisches Erlebnis war, geht bei uns nicht weiter als bis zu den Nerven. So ist auch der gestirnte Himmel über uns ein ergreifendes Phänomen, aber alle die Urweltsonnen sagen uns nichts mehr. Sie sind uns tote, unendlich weit entfernte Feuermassen. Man freut sich, wenn astronomischer Dilettantismus uns von soundsoviel Sternenjahren erzählt, von Größenverhältnissen zwischen der Erde und den nächsten Fixsternen, von der Milchstraße und den Sternennebeln: die Kinder, sie hören es gerne. Aber was alle diese Riesenwelten für uns bedeuten, das ist uns fremd geworden. Seitdem die Menschheit sich immer mehr industrialisierte, ließ ihr der immer schwieriger werdende Kampf ums Dasein keine Zeit mehr, die Erscheinungen der Natur als etwas Organisches und zum Menschen Gehöriges ruhig in sich aufzunehmen und sich ihren Einflüssen in Andacht hinzugeben. So steht der Mensch der Gegenwart als Fremdling inmitten der Natur, ohne die Fähigkeit, in ihrem Weben aufzugehen und ihr Geheimnis in sich zu erleben.

Diese innere Haltlosigkeit sucht nun Anschluß an die Natur auf dem Umweg der Kunst und durch Beschäftigung mit den naturhaften Disziplinen der Alten. Aber auch hier wird das Bestreben durch die egoistische Hast, möglichst rasch und ohne Zeitverlust zu einer Befriedigung zu kommen, getrübt. So erscheint auch die Astrosophie der früheren Jahrhunderte als ihr Zerrbild in der Astrologie, die in Wirklichkeit nichts anderes als Horoskopie ist und nur betrieben wird, um persönliche Vorteile zu erlangen. Es erscheint geradezu als Blasphemie auf die heilige Sternreligion der Alten, wenn jetzt z. B. in Amerika günstige Tage zur Durchführung von Börsenmanövern horoskopisch berechnet werden oder ein von München aus verbreiteter astrologischer Kalender die günstigen Tage für die Geflügelzucht, Protektion, Briefschreiben u. dgl. anführt. Am 26. Juni Gehaltserhöhung beantragen! rät der wackere Horoskopist.

Ein solcher Unfug hat nichts mehr mit dem Wesen und der Ethik der Astrologie zu tun. Es ist besser, an die Sterne überhaupt nicht zu glauben, als mit ihnen Mißbrauch zu treiben. Denn dieser Weg ist ein Irrweg, der den Menschen zum Sklaven der Gestirne macht und ihm seine Würde nimmt. Die Sterne haben in Wirklichkeit keine zwingende Macht, sie machen wohl geneigt, aber sie nötigen nicht. (Sidera inclinant, sed non necessitant.)

So hat auch Paracelsus die Astrologie für etwas Heiliges gehalten, für ein religiöses Erleben, das ebensowenig wie ein Geheimnis des Glaubens profaniert und zu egoistischen Zwecken mißbraucht werden darf. Seine gelegentlich eingestreuten Angriffe gegen die Astrologie beziehen sich nur auf gewissenlose Horoskopisten, welche den Aberglauben der Menge für ihre eigenen Zwecke ausnützen. Wie wir schon bei Betrachtung seiner Medizin feststellen konnten, war er aber im Grunde seines Wesens der Astrologie — man sollte sie als esoterische Religion besser Astrosophie nennen — mit Begeisterung ergeben, was aus folgendem Ausspruch zu ersehen ist: „Aber soviel ist wohl zu erkennen, daß die Astronomey von den Alten groß gehalten ist worden, vom Anfang der Welt, in denen sie je und je Wunderwerk gewirkt hat. Dann Ursach, es ist noch ein Geist im Menschen, derselbig lernet den Menschen, was er annehmen soll, derselbig ist bei den Alten gewesen, bei den gar Alten. Aber wie nachfolgend die Leut zu den bösesten geraten sind und nicht zum besten, ist derselbig abgewichen ... Denn sie, die Alten, haben solchs befunden und erkannt, daß der Himmel im Gestirn ein Mutter ist gewesen aller zergänglichen Weisheiten. Darum sie sich dermaßen im selbigen belustiget haben und der Himmel in ihnen auch, dardurch sie große Künste und zergängliche Weisheit eröffnet und erfunden haben. Der, der Lieb sucht, in der etwas ist, der wird dasselbige von ihr empfahen, wie sich denn unsere Vorfahren, die Heiden, im natürlichen Licht hoch befreut haben. Denn im natürlichen Licht handlen und sich im selbigen erlustigen, ist göttlich, wiewohl tödtlich. Jedoch aber da der Sohn (d. i. Christus) nicht gewesen ist, da ist die Welt mit natürlichem Licht begabt gewesen ... Aber wiewohl jetzo auf diese Zeit gründlichs Suchens im Licht der Natur nicht gemein ist, sondern wie jetzo die Welt handlet, ist nichts oder fast wenig mit dem Himmel verwandt, sondern wir legen uns selber dasjenig zu, so im Lichte der Natur und nicht in uns ist, als gleich was wir reden, sei das Licht der Natur. Darumb ist unser Weisheit und was dergleichen ist, unvollkommentlich."

Paracelsus gibt sich also viel Mühe zu erklären, weshalb wir Christen in der Astrologie weit unter den Heiden stehen. Weil wir nicht mehr im natürlichen Licht wandeln, haben wir uns vom Himmel immer mehr entfernt und verstehen nicht mehr seine Sprache.

Aber durch die Entfremdung des Himmels ist uns auch die Erde verlorengegangen. In der Wechselwirkung zwischen Himmel und Erde besteht unser Wesen, und unsere ganze Natur muß degenerieren, wenn wir den Zusammenhang verloren haben. Nun besteht der Himmel aus zwei Teilen, einem, dessen Wirkungen wir auf uns fühlen, und einem, der für uns unfaßbar ist. So ist auch die Erde teils faßbar, teils unfaßbar, und der Mensch hat Anteil an allen vier Teilen der Welt: das eben sind die vier Elemente des Kosmos, zum Unterschied von den vier bekannten Elementen der Erde.

So sehr nun auch die vier Elemente, die kosmischen und auch die irdischen, in einem innigen Zusammenhang miteinander stehen, so sehr sind sie in ihrer astrologischen Abhängigkeit vom Gestirn verschieden. Was z. B. als Gesetz für das eine Element gilt, ist für ein anderes oft ohne Belang. Der wahre Astrolog muß also die Beziehung jedes Gestirns zu jedem Element kennen, aber auch die Beziehung auf die seelischen Bestandteile des Menschen, auf sein Evestrum, seine Mumia, kurz, seinen siderischen Menschen.

Diese Beziehung darf aber unter keinen Umständen als rein mechanistisch oder fatalistisch aufgefaßt werden. Hatten sich auch in der Lehre von den Entia des Paracelsus, besonders beim ens spirituale und ens Dei, starke fatalistische Züge gezeigt, die auf eine reine Prädestinationslehre hinauslaufen, so lehnt er jeden fatalistischen Zwang in der Astrologie durchaus ab. Ja man kann ihn geradezu als einen Vorläufer Kants bezeichnen, wenn er die geistige Kraft des Menschen so hoch hält, daß er der Natur und den Gestirnen ihre Gesetze vorschreibt. „So groß ist menschliche Weisheit, daß sie unter ihr hat alle Gestirn, Firmament und den ganzen Himmel. Und gleich wie er Macht hat über die Erden, also auch über den Himmel. Wie ihm unterworfen sein Schaf, Küh etc. also auch Sonn, Mond etc. und alle Stern. D e n n e i n s j e d e n M e n s c h e n W e i s h e i t r e g i e r t d e n H i m m e l. Denn gleich wie die Hand die Erden gewältigt, also gewältigt der innere Microcosmos den Himmel, ihm gehorsam zu sein, als ein Hündlein, das kommt oder fleucht, wie der Mensch will. Aus dem Gewalt nimmt sich nun, daß die Homines vergiften ihre Planeten, Aszendenten, Sternen. Denn der Neidische überwindt Saturnum, daß er muß seinen Neid richten, nachdem er ihn unterwürflich gemacht hat ... So ein Neidischer Saturnum überwindet, muß er ihm folgen, als ein Gaul der Ruten folgt."

Selbst Pascal hat nicht solche Worte für die Größe des Menschen gefunden, und man kann höchstens Fichte als Parallele zu dieser Stelle heranziehen. Und doch ist alle Astrologie, wenn sie auch auf dem höchsten, reinsten Standpunkt steht, für den Menschen eine Gefahr, in ihr das Himmlische und das Irdische voneinander zu trennen. „So wisset, daß zweierlei Gestirn sind, nämlich ein himmlisch und ein irdisch: eines der Torheit und eines der Weisheit." Wie alle großen Adepten warnt er vor ihrem Mißbrauch. Wer nämlich n u r Astrologe ist, ohne die anderen Kräfte der Natur zu kennen, verfällt nur zu leicht dem „irdisch" Gestirn, und seine ganze Wissenschaft und Weisheit ist von einem höheren Standpunkt aus nur eitel Torheit. Denn der tiefste Sinn der paracelsischen Astrologie liegt in dem Satz, daß der Himmel nur das Viehische (d. i. das niedere Astrale) im Menschen regiert. Alle Leidenschaften sind astraler Natur und daher von Gestirneinflüssen abhängig, also vor allem die Eigenschaften der Tiere, denen der Intellekt fehlt, gegen die astralen Einflüsse anzukämpfen. „Nun hat die Hoffart ihren Stern, die Mörderei ihren Stern, die Ehebrecherei ihren Stern, die Untreu ihren Stern ... Und wie im Viehe die Stern sind, also sollet ihr auch verstehen, daß sie nicht anderst im Menschen auch sind. Und welcher Mensch also viehisch ist in seinem Wesen, das ist, mit den Viechtugenden, der hat desselbigen Viechs Sternen an ihm auch. Und also regieret ein Stern den Wolf im Wald und den Wolf im Menschen . . . Und also ist der Himmel Herr der Menschen, welche Menschen Viehe sind und viechisch leben und wohnen. Aus dem folgt ihm das Lob, das man spricht: der ist wie ein Leu, der ist wie ein Wolf, der ist wie ein Fuchs. Das sind viechische Lob und sterben im Viech ab . . . aber der Mensch soll ein Mensch sein, kein Viech." —

Was nun die astrologische Praxis betrifft, so schließt sich Paracelsus durchaus der astrologischen Tradition in der Deutung der Konstellationen an. Neues bringt er nur in der Signaturenlehre über planetarische Quadrate und Charaktere, worüber in dem Kapitel über Magie gesprochen werden soll. Wichtig ist seine astrologische Praxis auch in der Medizin, wo er (außer dem ens astrale) immer die Konstellation berücksichtigt, bei welcher diese oder jene Arznei gewonnen werden soll, ferner in der Pharmakopöe, wo er die Konstellation angibt, bei welcher die betreffenden Kräuter gepflückt und die Arzneien bereitet werden sollen; am wichtigsten natürlich bei magischen Operationen.

Aber auch im praktischen Leben, besonders während einer Krankheit, kann auch der Laie die gute oder böse Beeinflussung der Gestirne beobachten. Das Wissen davon ist keine Profanierung, wofern der Mensch damit nicht Mißbrauch treibt. —

Wenn nun ein neuer Stern am Himmel auftaucht,

so bedeutet das, daß ein neues Wesen, dessen Art bisher noch nicht bestand, auf Erden ins Leben getreten ist.

Der Komet hat bei Paracelsus dieselbe Funktion als Unheilsbote wie im Altertum und Mittelalter. Wenn nämlich im Himmel aus irgend einem Grund eine Verwirrung eingetreten ist, die sich naturgemäß auch auf Erden auswirken muß, bilden die himmlischen Kräfte aus sich selbst „einen Stern, den sie aus dem Himmel nehmen und machen aus ihm ein Figur und ein Gestalt, die fremd und seltsam ist anzusehen, und führen den in Lüften den Weg, hoch oder nieder, wie sie dann die Zukunft bedeuten wollen am verständigsten dem Volke, und nach Inhalt desselbigen Dinges, es sei eines welcherlei es wölle". —

Als Beispiel einer richtig verstandenen Astrologie gibt Paracelsus die Abhängigkeit des Pulses von den einzelnen Gestirnen an, was natürlich in der Medizin von Wichtigkeit ist. Puls und Atmung als magische Zentren aufzufassen, ist in der europäischen Esoterik nicht so deutlich ausgeprägt wie in der orientalischen, wo zumal die Atmung in der indischen Lehre vom Prana und von den Tattwas als wesentlicher Kern des Menschen, „so nit aus Adam ist", aufgefaßt wird. Bei Paracelsus konnte man Anklänge an die Pranalehre in seiner Lehre vom Archäus feststellen. Aber auf Grund dieser Anklänge darauf schließen zu wollen, wie es Franz Hartmann mit großem Eifer getan hat, daß Paracelsus in die indische Esoterik eingeweiht gewesen wäre, erscheint mir doch zu gewagt. Auch hätte er sich über die Pranalehre und die darauf fußenden Yogasysteme viel deutlicher äußern müssen, als er es getan hat. Die darauf bezügliche Stelle lautet: „Der Puls ist nichts anders denn die Mensur und Temperatur des Leibes nach Art der sechs Stellen am Leibe, die die Planeten innehaben. Als zween Puls unten an Füßen; ist der Puls Saturni und Jovis. Zween am Halse, ist Veneris und Martis. Zween an den Schläfen und sind der Puls Lunae und Mercurii. Der Puls Solis ist in der linken Seiten unter dem Herzen ... Und diese sieben Puls haben ihre Nahrung im Puls der großen Welt. Derselbige ist der, der die sieben andern Puls im Menschen regieret. Nun hat die große Welt auch sieben Puls, das ist der Lauf der sieben Planeten, wie die Astronomia inhält. Diese sieben regieren die Luft, das ist, den Geist des Lebens in der großen Welt. Und ihr sollt wissen, daß die Luft nichts anderes ist denn der Geist des Lebens, das Leben der großen Welt und das Leben Macrocosmi."

Das hört sich wirklich wie ein Kommentar zur Pranalehre an. Doch da es nur e i n e Wahrheit gibt, muß Paracelsus auf intuitivem Wege darauf gekommen sein, wie ja vieles bei ihm sich nicht auf Vorbilder bezieht, sondern eine eigene originelle Schöpfung ist. Im Gegensatz zu seinen Zeitgenossen, die einer ganz unsinnigen Sterndeuterei ergeben waren, erkennt er in ihr Zusammenhänge mit dem Urprinzip, dem Archäus, das zu den genialsten Gedankenflügen des Hohenheim gehört. Er hat wie die Natur einen horror vacui, in seiner Naturauffassung gibt es keine tote Stelle. Und während bei anderen Denkern die einzelnen Disziplinen für sich gesondert stehen, findet er von einer zur andern Übergänge, nicht durch gewagte Spekulationen, sondern dadurch, daß er alles auf den Menschen zurückführt. Der Mensch ist ihm nicht nur das Maß aller Dinge, sondern ihr Mittelpunkt und Sinn. Und so besteht seine Größe darin, daß er der Welt, die ohne ihn sinnlos wäre, ihren Sinn gibt und die Natur adelt und erhöht.

X

Die Mystik
(PHILOSOPHIA SAGAX)

EIGENTLICH SIND JA ALLE SCHRIFTEN Hohenheims in einem gewissen Sinn als mystisch aufzufassen, insofern nämlich alle irdischen Erscheinungen ihren Sinn und ihre Herkunft aus dem Göttlichen haben. Zwar fehlt der paracelsischen Mystik die traditionelle Dreiteilung in eine via purgativa, via meditativa und via unionis; sein impulsives Temperament überspringt die ersten zwei Wege, den der Reinigung und den der Meditation, und stürzt sich geradeaus in das Bereich unmittelbarer Gottesschau. Allerdings schwärmt er nicht in verzückten Bildern und trunkenen Visionen wie die Ekstatiker Italiens oder Spaniens, aber dafür ist sein Gotteserlebnis mit der Natur verbunden und im Einklang mit den Gesetzen des Kosmos. Daher zeigt sich in seiner Mystik die ganze Kraft seiner Persönlichkeit am deutlichsten: sein faustisches Ringen um Gott, das Kraftgefühl, das seiner Naturverbundenheit entstammt, und die Demut des reifen Mannes. Und gerade dadurch rückt er dem modernen Verständnis näher. Während seine Alchemie und Astrologie doch nur Spezialgebiete seines großen Wissens sind, die sich nur an besonders Interessierte wenden, spricht er in seiner Mystik allgemeine Probleme aus, die einen jeden, der ein eigenes

Seelenleben hat, interessieren müssen. Um so auffallender ist es, daß die mystischen Schriften Hohenheims von sämtlichen Paracelsusforschern übergangen oder nur flüchtig erwähnt werden. Selbst Franz Hartmann, der beste Kenner der paracelsischen Esoterik, hat die betreffenden Hauptwerke, die „Philosophia ad Athenienses", die „Philosophia occulta" und vor allem die tiefgründige „Philosophia sagax", viel zu wenig beachtet. Den Grund dafür glaubt Kayser darin gefunden zu haben, daß der zehnte Band der ersten Paracelsusausgabe, in dem sich die Sagax befindet, ein sehr unzulängliches Register hat und daher ganz durchstudiert werden muß, um zu einem zusammenfassenden Urteil kommen zu können. Nun kann es nicht meine Aufgabe sein, die ganze Sagax bis in jede Einzeilheit genau darzustellen — das würde ein Buch vom doppelten Umfang des vorliegenden erfordern —, sondern ich muß mich damit begnügen, die Grundumrisse und den wesentlichen Inhalt zu geben. Dabei muß nochmals bemerkt werden, daß Paracelsus den Begriff Magie häufig mit Mystik gleichsetzt, so daß dieses Kapitel mit gleichem Recht die Bezeichnung Magie führen könnte.

Die weitschweifige Einleitung zur Philosophia sagax behandelt das schon oft erwähnte Grundprinzip Mikrokosmos—Makrokosmos, ohne etwas wesentlich Neues zu bringen. Paracelsus rekapituliert hier seine eigenen Lehren: „Wo der Astronomus aufhöret, da fahet der rechte Arzt an, da fahet der recht Philosophus an, da fahet die Gerechtigkeit an, da fahet die ewige Weisheit an, da fahen alle Künste an." Es ist dies also eine Art von Evolutionismus der Erkenntnis, eine naturhafte Methode der Mystik, die durch immer reifere Naturerkenntnis zum Erleben der ewigen Weisheit führt. Denn ohne gründliche Erkenntnis der Natur können wir nicht zum Übernatürlichen kommen. Ähnlich dem Spruche des Pythagoras, der über der Schwelle seines Einweihungstempels stand: „Keiner, der nicht Geometrie studiert hat, darf eintreten", lesen wir bei Paracelsus: „Denn erstlich sollen wir das natürlich Licht eigentlich wohl erkennen, alsdann sind wir geschickt zu erkennen alle Ding, so Gott weiter durch den Menschen wirket."

Es erscheint also nicht schwer, durch eine Naturphilosophie zur Gotteserkenntnis zu kommen, und doch zeigt die Geschichte, daß nur selten ein Mensch diese höchste Stufe erklommen hat. Das kommt daher, daß der Mensch nicht unterscheiden kann, ob eine Erkenntnis eine bloß irdische oder eine mystische sei, „... also zwo Weisheit sein in dieser Welt, eine ewige und eine tödtliche. Die ewig entspringt ohne Mittel aus dem Licht des heiligen Geists, die ander ohn Mittel aus dem Lichte der Natur. Die aus dem Licht des heiligen Geists hat nur ein Speciem an ihr, das ist die gerecht, unbresthaftig Wahrheit. Die aber aus dem Licht der Natur hat zwo Species an ihr, die gut und die bös Weisheit. Die gut henkt sich an die ewig, die bös an das Verdammlich." Man sieht, wie seine Spekulation ganz mit Theologie durchtränkt ist, oder besser, wie sein mystisches Empfinden durch die Natur korrigiert wird. Der Mensch, der sich nur um die „tödtliche" Weisheit kümmert, kann niemals zur Ruhe kommen, denn er wird immer von dem einen Pol zum andern getrieben werden, und stündlich hat er sich zwischen Gut und Böse zu entscheiden. Aber dieser Kampf ist notwendig, denn nur durch ihn kommt man zur Erkenntnis, daß es über der natürlichen Weisheit eine göttliche gibt. Und hier deckt sich seine Anschauung durchaus mit der faustischen: auch hier ist das Streben das Unterpfand des Himmlischen, und ein gleicher Optimismus und gleiches Vertrauen auf die Liebe Gottes spricht aus den Worten Hohenheims: „Soll ich nicht soviel vermögen und ein jeder, daß wir das ewige Licht in uns sollten bewähren und das natürlich Licht in uns auch bezeugen und also im ewigen Licht wandeln im Willen Gottes zum höchsten, daß unser Licht scheine für alle Menschen? So wäre mir leid, daß mich der Erdboden tragen sollte."

Denn das natürliche Licht ist ein Abglanz des göttlichen, und wer im ersteren wandelt, der hat von selbst Anteil an dem zweiten, weil beide Lichter von Gott geschaffen wurden, das erste als Probe und Entscheidung, das zweite als Erfüllung. So konnten auch die Weisen des Altertums bis zum göttlichen Licht gelangen, wenngleich sie keinen Anteil an dem Lichte Christi hatten. Paracelsus erklärt dies in einer ganz heraklitisch anmutenden Sentenz: „Der Vater hat geschaffen den Menschen von unten herauf, der ander als der Sohn von oben herab", und der heilige Geist hat diese Funktion, „das eine Geschöpf, geschaffen durch den heiligen Geist, in das ewige Licht, das ist, die Bildnis Gottes zu bringen dorthin, daher sie gekommen sind." Diese ordnende

Funktion der dritten göttlichen Person, des Parakleten, der die geschaffene Welt wieder in den Schoß des Nichtoffenbaren zurückführen wird, erklärt auch die Mystik: denn er ist es, der die irdische Erkenntnis über sich selbst hinausführt und zur Anschauung des nicht geoffenbarten Gottes — indisch des Parabrahman, heraklitisch des Zeus, der nicht genannt werden will — befähigt. Doch wenn auch in dieser Gottesschau die höchste Weisheit ist, so wäre es dennoch töricht und abgöttisch, wenn man deshalb das irdische Licht für geringer schätzen wollte. Die Anschauungen von unten herauf und von oben herab sind durchaus gleichwertig mit der Anschauung im göttlichen Licht, weil die drei göttlichen Personen eine unteilbare Dreieinigkeit bilden. Es ist daher überhebend von einem Christen, wenn er auf einen Heiden überlegen herabblickt; ebenso wird der wahre Mystiker, der zur Anschauung Gottes gelangt ist, nicht auf den Christen, der noch nicht so weit ist, herabblicken dürfen. Ein Widerstreit zwischen diesen Erkenntniswegen würde nur zur Verwirrung führen und müßte jede Erkenntnis verdunkeln. „Der Mensch soll in den zweien Lichtern leben und keins hindert das ander, sondern sind zusammen vermählet wie Mann und Weib." Und nachdem Paracelsus so viele Schriften im tödlichen Licht geschrieben hat, so traut er sich doch die Gnade zu, das himmlische Licht zu beschreiben. „Mit feuriger Zunge reden ist nit mein Gab, doch derselbigen Zungen Natur zu beschreiben."

Das eben ist das Kennzeichen des echten Mystikers, daß er sich seiner Unzulänglichkeit bewußt ist den Zustand des Gottschauens nicht ausdrücken zu können, und daß es ihm nur gelingen kann, den Weg, der dahinführt, andeutungsweise zu beschreiben.

Nun wiederholt Paracelsus die bereits früher erwähnten Hauptlehren seiner Kosmogonie und Anthropologie, und wieder greift er auf die Astronomie zurück, die er aus dem himmlischen Licht erklärt. Die Gestirne beeinflussen die Mumia, aber nur insoweit, als der menschliche Wille dazu seine Zustimmung gibt. Und dieser Wille, der also dem Gestirn nicht unterworfen ist, führt die Erkenntnis ins himmlische Licht. Allerdings darf der Wille nicht im Sinne Schopenhauers aufgefaßt werden; bei Paracelsus ist er ein liebendes Sehnen, etwas Organisches, Naturhaftes, das niemals etwas mit Gewalt erzwingen will, sondern stufenweise zu seinem Ziel emporsteigt, wie wir es schon im Ens spirituale kennengelernt haben. Die Mumia und somit die ganze Sinnlichkeit des Menschen gehört dem „tödtlich Licht" an. Paracelsus erkennt die Sinne als Geber einer natürlichen Erkenntnis an im Gegensatz zu vielen Mystikern, die in ihnen das größte Hindernis sehen, das sie von der Erlangung des Gottschauens abhält. Doch er schränkt die Machtbefugnis der Sinne ein, daß sie nämlich nur natürlichen Erkenntniswert haben; erst durch die Erkenntnis der astralen Bedingungen wird der Mensch über sein gewöhnliches Blickfeld emporgehoben. Das eben ist die mystische Aufgabe der Astrologie, daß sie den Menschen zur ganzen Erkenntnis des Kosmos führt und daß er dann von diesem Erleben leicht den Übergang zum Gotterleben findet. Die Astronomie ist ihm also eine Art mystagogischer Propädeutik, und nur als solche läßt er sie gelten. Betreibt man sie aber aus egoistischen Gründen, um seine Neugier zu befriedigen oder um Vorteile durch sie zu erlangen, so zeigt sich an ihr ihr irdischer Anteil, indem sie den Menschen zum Bösen verleitet. Das ist eben das Geheimnis jeder Mystik, daß sie ein zweischneidiges Schwert ist: den Reinen wird sie noch reiner, den Unreinen noch unreiner machen. So darf alle Mystik nur aus selbstlosen, heiligen Motiven erlebt werden — und hiemit berühren wir das Gebiet, wo sie sich der Magie nähert.

Für Paracelsus ist sie in der Philosophia sagax die Summe aller Kräfte, die aus dem himmlischen Licht kommen. Wer also nach Erkenntnis des natürlichen Lichts, nach Kenntnis beider Methoden, „von oben herab und von unten herauf", zum mystischen Gotterleben gekommen ist, der gelangt auch in den Besitz der übernatürlichen Kräfte, mit welchen die Welt, die offenbare und die nichtoffenbare, erfüllt ist. Denn die Erkenntnis ist immer mit der ihr adäquaten Kraft verbunden, die ihr sinnfälliger Ausdruck ist.

Neben diesem höchsten Ausdruck der Magie, neben einer gewissermaßen esoterischen, kennt Paracelsus auch eine exoterische, praktische, von der er folgende sechs Arten nennt: „Nun ist der Anfang der Magica ein Auslegung auf die unnatürlichen Zeichen, sie zu erkennen, wie sie Gott übernatürlich in Himmel stellt und doch wie natürlich erscheinen und erkannt werden unter anderen als der orientisch Stern auf Bethlehem. ... Und wie Christus allein von den Seinen ist erkannt worden, also werden die Sternen allein von den Magis erkennet ... Also sind auch die Magi Ausleger aller Propheten und der apokalypsischen Offenbarung ... Weiter ist ein Species Magicae, dieselbig lernet formieren Corpora viventia, als geschehen ist zu den Zeiten Mosis, und ist ein Transformierung von eim Leib in den andern ... Und weiter die dritte Species lernet machen Wörter, die da alle die Kraft haben, so vom Himmel in den Kräutern sind, als ein Exempel: alles, das vermag der Artzt aus der Artzney zu bringen, solches vermag solche Species durch Wörter zu vollenden. Denn was die natürliche Ordnung gibt von ihr selbst, das gibt auch die Kunst. Und diese Species heißt mit ihrem rechten Namen Characterialis.

Also weiter merket, daß die viert Species lernet Gamaheu machen, welche alles das tun, das die natürlichen Instrumente vermögen. Als ein Schlüssel tut ein Schloß auf, ein Schwert hauet Wunden, ein Harnisch beschirmet vor Stechen und Schießen: also vermag die vierte Species Magicae artis solchs zu tun durch Kunst unsichtbar, das die Natur sichtbar vermag. Und diese Species heißt mit ihrem rechten Namen Gamaheos.

Also weiter vermag die fünfte Species Imagines zu machen, welchen gleich werden alle diejenigen, so in solchen Imaginibus begriffen werden. Also was natürlich dem Menschen mag zugefügt werden, das vermag auch die Magica zu vollenden, den Menschen zu erkrümmen oder zu erlahmen etc. zu erblenden und ad Impotentiam zu bringen: das vermag die Natur natürlich zu tun. Vermag auch etliche wieder gesund zu

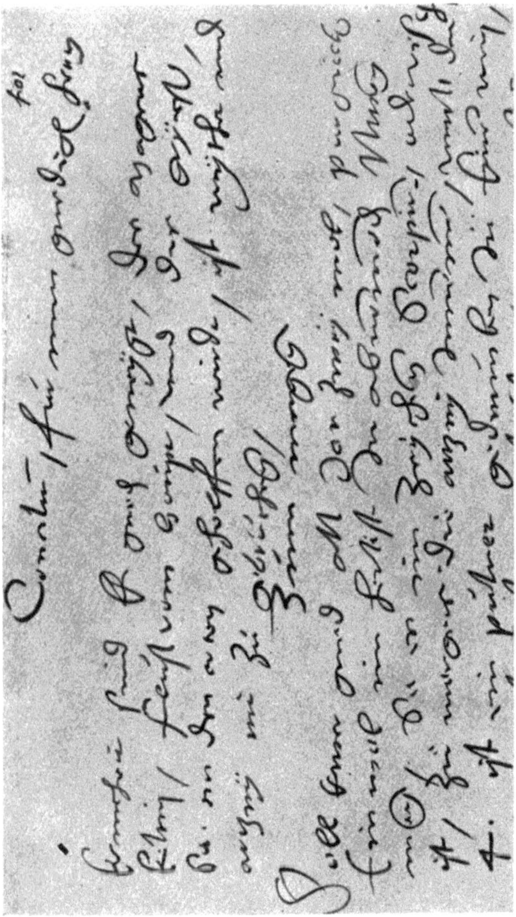

PROBE VON PARACELSUS' HANDSCHRIFT

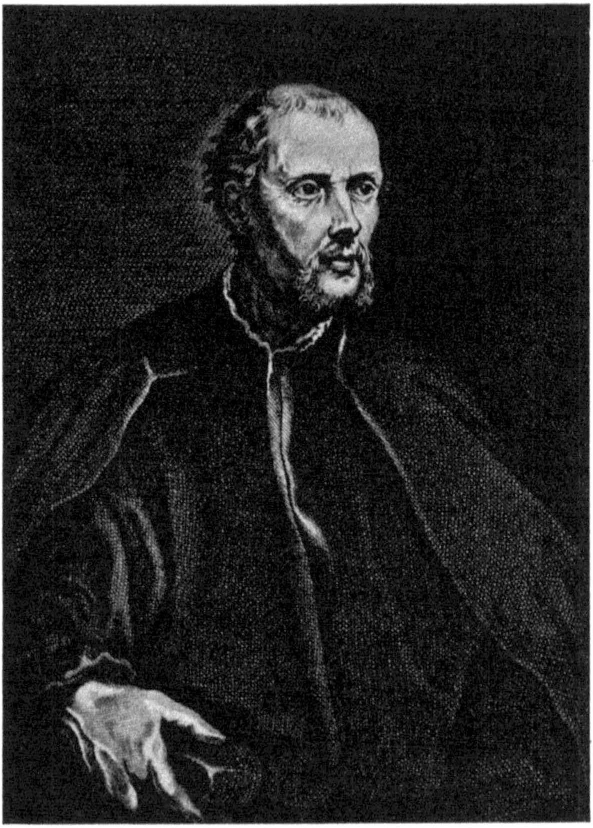

PARACELSUS

Kupferstich von F. Chauvéau nach einem verschollenen, angeblich von Tintoretto gemalten Ölgemälde

machen. Das alles vermag die fünfte Species und heißt mit ihrem rechten Namen Altera in Altera.

Also vermag auch die Magica zu handlen, daß einer mag hören ein Stimme jenet (jenseits) dem Meer, also auch daß einer im Occident mag reden mit einem, der im Orient wohnt. Denn was die Natur vermag, ein Stimm zu hören hundert Schritt, das vermag diese Species hundert deutscher Meil. Also auch weiter: wie die Natur vermag, daß aus natürlichen Kräften ein Bott oder ein Roß zu laufen oder zu gehen vermag in einem Monat, das vermag diese Species durch sich zu verbringen in einem Tage. Und in Summa, was die Natur vermag in einem Jahr zu tun, das vermag sie in eim Monath, auch in den Gewächsen des Erdreichs zu vollbringen. Und diese Species heißt mit ihrem rechten Namen Ars Cabalistica.

Diese sechs Species, die jetzt gemeldt sind, die machen Artem Magicam, auf Latein heißens Artes Sapientiae. Denn diese sechs Species haben die in Saba, in Oriente, und in der Insula Tharsis für die höchste Weisheit geachtet, so von Gott dem Menschen in tödlichem Leben geben sind. Und allein die Sapientes, die solchs kund haben, hat man Magos geheißen. Und weiter alle andere tödliche Weisheit gemindert und schwächer gehalten und allein die Magicam für die trefflichste und unüberwindlichste Weisheit gehalten."

Diese sechs Arten der niederen Magie bedeuten ungefähr folgendes: die Auslegung der übernatürlichen Zeichen beruht auf einer Hellsichtigkeit, welche die kosmischen und natürlichen Zeichen als Wirkungen übernatürlicher Kräfte erkennt und den Zusammenhang mit dem natürlichen Verlauf der Dinge feststellt. Das ist die im Faust erwähnte Encheirisis naturae, welche in die Zukunft hinübergreift und den hellsichtigen Praktiker zu sicheren Voraussagen befähigt. Im Laufe der Jahrtausende haben sich unzählige mantische Disziplinen herausgebildet, die verschiedenartige Objekte als Ausgangspunkt ihrer Auslegungen annahmen. So zum Beispiel gibt es eine Erforschung der Zukunft aus dem Feuer (Pyromantie), aus dem Rauch (Kapnomantie), aus gegossenem Wachs (Ceromantie; vgl. damit unser Bleigießen in der Silvesternacht), aus einem Sieb (Coscinomantie); besonders bekannt aus dem Altertum ist das Haruspizium und das Auspizium, das Erkennen der Zukunft aus den Eingeweiden und dem Flug der Vögel. Die ausführlichste Zusammenfassung der verschiedenen Arten des Divinationswesens stammt von Georg Pictorius von Villingen, die meist als Anhang zu den Büchern des Cornelius Agrippa gedruckt wird. Auch die Wünschelrute gehört in dieses Gebiet (Rhabdomantie).

Über die zweite Species, die Magica Transfigurativa, gibt es wenige Berichte. Sie gehört zu den seltensten und schwierigsten Phänomenen, von denen das bekannteste die Verwandlung eines Menschen in eine Wolfsgestalt ist (Lykanthropie). Schon im Altertum berichtet Philostratos aus dem Leben des Apollonius von Thyana von der Verwandlung eines Menschen in einen Molosserhund, und von Simon Magus wird Ähnliches berichtet. Mit serbischen und südungarischen Erzählungen über den Werwolf Vukodlak könnte man Bände füllen.

Die dritte Spezies ist Wortmagie. Da dem Wort, dem logos, in seiner magischen Bedeutung schöpferische Kraft zukommt, so hat es, richtig ausgesprochen, das Vermögen, die Dinge zu beeinflussen oder völlig zu verändern. Dabei sind gewisse Körperhaltungen und eine besondere Atemtechnik nebst tiefer Meditation notwendig. Dieser Zweig der Magie ist besonders in Indien hochentwickelt, wo die Lehre von den Zaubersprüchen, den Mantram, die Grundlage der Yogapraxis bildet. Auch die Runenmagie gehört in gewissem Sinne hieher.

Die vierte Spezies, Gamaheu genannt, läßt dem Aberglauben und der Phantasie den weitesten Spielraum. Die ernst zu nehmenden Okkultisten berichten darüber nicht viel, dagegen wimmelt es von dergleichen Zauberkunststückchen in den ländlichen, für Einfältige berechneten Zauberbüchern, z. B. im „Roten Drachen", lauter unkontrollierbare Preßprodukte, die von Frankreich (grimoires) aus alle Märkte Europas überschwemmten. Das meiste gehört in das Gebiet der Selbstsuggestionen.

Die fünfte Spezies ist verständlicher. Es wird nämlich aus Wachs ein Bild geformt, das irgend einen Menschen vorstellen soll. In das Wachs wird ein Haar, ein Stückchen vom Kleid oder Wäsche des Betreffenden, gegen welchen man die Operation ausführt, geknetet und somit eine sympathetische (aurische) Verbindung zwischen Bildnis und Original hergestellt. Alles Böse, das dem stellvertretenden Wachs zugefügt wird, spürt nun der Betroffene. Diese Art der Magie gehört zu den verbotenen Praktiken, und Paracelsus erwähnt sie wohl nur, weil sie auch zur Heilung benutzt werden kann. Das Operieren mit Wachsbildern gehört zu den verrufensten Kapiteln der schwarzen Magie. Vergleiche Grillparzers „Jüdin von Toledo".

Daß die sechste Spezies von Paracelsus als Ars Cabalistica bezeichnet wird, wird manchen wundern, denn sie hat mit der Kabbala nichts zu tun. Sie ist nichts anderes als Alchemie im weitesten Sinn des Wortes, nämlich eine Beschleunigung der Naturprozesse. All dies wird natürlich durch den Archäus bewirkt, welcher die Keimkraft der Organismen beschleunigt. Diese Spezies wird in Indien von einigen Fakiren gepflegt; so geht z. B. das bekannte Mangobaumwunder darauf zurück.

Nun wird aber mancher die Frage aufwerfen, wieso denn Paracelsus diese magischen Phänomene der Öffentlichkeit preisgibt. Die Kirche verbietet doch die Beschäftigung mit der Magie, und wir kennen doch die tiefreligiöse Natur Hohenheims. Woher dieser Ungehorsam gegen das kirchliche Verbot? Für Paracelsus ist die Magie nichts Schreckliches. Sie hat ihre Kraft nicht aus der Hölle, wie das Kirchendogma und das einfältige Volk glauben, sondern aus der Natur. Sie ist nichts anderes als eine etwas absonderliche Form der Naturwissenschaft, die sich mit den uns wissenschaftlich noch unbekannten Naturkräften befaßt. Wie schon erwähnt wurde, gehen alle magischen Phänomene auf eine einzige Naturkraft, das Elektro-Magikon, zurück, und eine Beschäftigung mit ihm kann unmöglich verboten werden. Allerdings zeigen sich magische Erscheinungen auch im Leben der Heiligen, aber Paracelsus unterscheidet wohl zwischen ihnen und den Magiern: der Heilige wirkt unmittelbar aus der Kraft Gottes, die in ihm lebt, der Magier aber aus der Kraft der Natur, also mittelbar aus Gott. „Also ist der Unterschied zwischen Sanctum und Magum, daß der Sanctus aus Gott, der Magus aus der Natur wirket."

Da die Kenntnis der Naturkräfte von Gott doch nicht verboten sein kann, beschäftigt er sich auch mit der im Volksmund übelberüchtigten Nigromantia. Diese darf nicht mit der schwarz-magischen Totenbeschwörung (Necromantia) verwechselt werden. Er sagt darüber einmal: „Aber die Nigromancey will ich auch für eine treffliche Kunst angezeigt haben, die da anzeigt wunderbarliche Ding, so durch die abgestorbenen siderischen Geister geoffenbaret werden. Das Herz desselbigen Menschen, wohin es sein Neigung, Willen, Lust und Gemüt gesetzt hat. Weiteres ist aber nichts mehr in diesen Dingen zu halten." Wie schon erwähnt wurde, ist der siderische Leib nicht den Elementen entsprossen, sondern hat seinen Ursprung im Gestirn. Und wie der irdische Körper sich in seine Elemente auflöst, so wird der siderische Leib nach dem Tod von dem Gestirn verzehrt. Wie beide während des Lebens innigst miteinander verbunden waren, so sind sie auch nach dem Tod in einem Zusammenhang, bis sie von der Erde und von Geistern aufgesogen sind. Dies währt nun eine beträchtliche Zeit, und während dieser lebt also der siderische Leib als körperloses Geistwesen auf der Erde weiter. Nun sind in ihm noch alle Leidenschaften, aber es fehlt ihm das Mittel, nämlich der Körper, um sie zu befriedigen. Es wird also jeder „Geist" sich dort aufhalten, wohin ihn die Begierde treibt, z. B. zu vergrabenen Schätzen, an seinen früheren Wohnort, zu geliebten Personen. Das Sichtbarwerden der „Geister" hängt also in erster Linie von deren moralischer Beschaffenheit ab. Ein in irdische Leidenschaften verstrickter Geist, in dem alle niederen Begierden ungebrochen weiterleben, wird alle möglichen Mittel benutzen, um seine ungestillten Triebe weiter zu befriedigen, während der von Leidenschaften gereinigte Geist keine Ursache mehr hat, sich noch weiterhin in der dunstigen irdischen Sphäre aufzuhalten, da er in einem harmonischen körperlosen Dasein ein höheres Glück findet. Man hat es also prinzipiell bei Erscheinungen des siderischen Leibes mit verdächtigen Wesen zu tun; deshalb das heimliche Grauen, das man vor ihnen empfindet, und der Instinkt, der uns vor ihnen warnt. Aber andrerseits darf man die Macht dieser meist böswilligen Geister nicht überschätzen; Paracelsus sagt über sie: „Gleichwie in einem Spiegel dasselbig Bild des äußeren Menschen Wandel, Bewegung, Tun und Lassen aufzeigt, und ist doch nichts, sind tote Ding ohn Kraft. Also ist auch hie an dem Ort zu verstehen, daß der siderisch Geist gleich ist den Fabulen und Gesichten im Spiegel: und soviel einer aus dem Spiegel lernen mag, was er tut oder was er weiß, soviel mag auch einer, der da ist ein Nigromanticus, lernen vom siderischen Leib." — In diesem Sinn ist die paracelsische Nigromantie nichts anderes als ein rein theoretisches Erkennen des siderischen Geistes, indem man gleichsam im Spiegelbild das Wesen des Menschen erschaut. In seiner Vorliebe für Spezifikation teilt er die Nigromantia in folgende fünf Spezies ein:

1. Die bloße Erkenntnis, „wie er gesippt und genaturt, wie seine Eigenschaft und Begierde, sein Gemüth und Wille stehet"; diese Spezies nennt er Cognitio Mortalium.

2. Die zweite betrifft das Abhängigkeitsverhältnis zwischen dem lebenden Menschen und einem siderischen Geist, wie nämlich der Mensch allen körperlosen Geistwesen (wofern sie von Menschen kommen) übergeordnet ist. „Als wie ein Herr mit seinem Knecht schafft und gebeut, der da dasselbig tun muß. Was also in solcher Gestalt möglich ist einem Diener zu tun, das ist auch möglich durch den verlassenen Geist zu tun." Dies nennt Paracelsus Tortura Noctis.

3. Nun gibt es auch siderische Geister, die vom „Gestirn" geboren werden, im Chaos leben und in ihm sich auflösen. „Der nun dieselbigen erkennet wie der Artzt die Kräuter und kann sie brauchen, wie der Arzt die Kräuter brauchen kann, der kann die dritte Species Nigromantiae und heißt mit ihrem Namen Meteorica Vivens."

4. Die nächste Spezies betrifft die Phänomene, die man modern Dematerialisationen nennt. Da nämlich der siderische Geist nicht mehr der dritten Dimension angehört, so vermag er die Materie zu durchdringen, und der Mensch, der Kenntnis von diesen siderischen Gesetzen hat, kann ebenfalls die Materie durchdringen oder sie auflösen. Natürlich sind das äußerst seltene Phänomene. „Nun wisset, welcher kann in ein Menschen greifen ohn Verletzung desselbigen, das ist, ohn Eröff-

nung, zugleicherweis als einer, der in ein Wasser greift und nimmt heraus ein Fisch und das Wasser empfahet kein Loch nicht." Dies nennt er Clausura Nigromantica.

5. Die letzte Art heißt Obcaecatio Nigromantica und betrifft das Unsichtbarmachen eines Gegenstandes dadurch, daß sich ein siderischer Geist zwischen ihn und die menschlichen Augen einschiebt.

Außer der Nigromantia kennt Paracelsus noch eine Nectromantia, ohne daß er aber einen deutlichen Unterschied zwischen diesen beiden mantischen Künsten macht. Es scheint, daß die Nectromantia eine Art von Nigromantie ist, aber daß sie sich statt der siderischen Geister der Flagae bedient. Nach Paracelsus erhält jedes Kind bei seiner Geburt einen Haus- oder Familiargeist als Schutzgeist zugeordnet, eine Flaga aus dem Geschlecht der Elementargeister. Diese Flaga überwacht das geistige Wachstum des Kindes, hält es von Gefahren ab und beeinflußt vor allem die Träume. So sind sie die eigentlichen Spender von Begabungen, besonders der okkulten, „daß einer dadurch könnte ein Doctor der Zauberey werden". Ist dann der Mensch zum vollen Gebrauch seiner geistigen Fähigkeiten herangewachsen, so wird ihr Einfluß immer geringer. Aber der Nectromanticus versteht es, sie wieder in seine Dienste zu zwingen, und er kann von ihnen die größten Geheimnisse der Natur erfahren. Meist sind sie dem Menschen freiwillig untertan, oft muß er sie aber in seine Dienste zwingen, besonders daß sie ihm durch mantische Künste die Zukunft offenbaren.

Doch nicht bloß dem Menschen sind Flagae zugeordnet: „nun sind solcher Geist mancherlei Art, ein ander dem Menschen, ein ander dem Vieche, ein ander den Vögeln, ein ander den Würmern, ein ander den Gemmis, ein ander dem Holze, ein ander dem Erze, ein ander den Kräutern. Welcher nun will ein Nectromanticus sein, der soll und muß wissen solche Geister, denn ohne sie wird er nichts finden."

Ein Hauptgebiet der Sagax ist aber die Lehre von den Signaturen: In allen Wesen kommt die ihnen eigentümliche, notwendige Form zum Ausdruck. Das Typische als eine geometrische Funktion gedacht, das ist eben das Signum eines Dings, in dem sein Wesen zum Ausdruck gelangt. Es ist gewissermaßen die praktisch feststellbare Struktur des uns unbekannten „Dings-an-sich". Da uns die Kenntnis des letzteren versagt ist, müssen wir uns mit dem Signum begnügen, das aber doch stark genug ausgeprägt ist, um uns alles Wesentliche zu sagen. Die wahre und einzige Wissenschaft ist die, die Signa der einzelnen Dinge sofort zu erkennen und den Zusammenhang mit den Ursprüngen und den anderen Wesen zu finden. Am deutlichsten zeigen sich die Signa am menschlichen Körper: der Gesichtsausdruck, die Augen, die Linien der Hand (Chiromantie!), der Kopf (Phrenologie!), die Haltung, die Schrift (Graphologie!), all das sind Signa, welche dem Kenner untrüglich den wahren Charakter anzeigen. Unter anderem Namen lebt die Signationslehre des Paracelsus weiter: Jetzt heißt sie, entkleidet von allem Beiwerk der Phantasie, Experimentalpsychologie.

Man kann die Lehren von den Signa als Hauptthese

des ganzen paracelsischen Systems bezeichnen, denn alle anderen Disziplinen, die Astrologie, Medizin, Alchemie und Magie sind nichts anderes als ihre speziellen Erscheinungen. Im Signum wird das Unsichtbare sichtbar, und wer solches erkennt, der hat alle Wissenschaft in sich aufgenommen. Es ist dies aber eine Gabe der Hellsichtigkeit und Gnade Gottes, sofort das Signum einer Sache zu erkennen. Das Zeichen als erkenntnisbringendes Mittel finden wir im Runen-Futhark, in der Kabbala, welche eine Signaturenlehre der zehn Sephiroth und der zweiundzwanzig Buchstaben des Alphabets ist, und in den Tonsystemen der Alten, welche statt der geometrischen Signa akustische vorzogen. Wie sehr im Altertum die Lehre von Zeichen und Maßen das ganze Denken beherrschte, hat Albert Freiherr von Thimus in seinem gewaltigen Werk dargetan: „Die harmonikale Symbolik des Altertums", Köln 1868, das noch immer das grundlegende Werk zur Kenntnis der Zahlen und Zeichenlehre der alten Völker ist.

Und auch an der Zeichenlehre des Paracelsus kann nicht gerüttelt werden, das ganze System steht und fällt mit ihr. In ihr sieht er die einzige untrügliche, natürliche Form der Mantik, die exakt wie die Mathematik ist. Der Nigromantist ist von höchst verdächtigen Geistern abhängig, der Nectromantist von den auch oft unzuverlässigen Flagae, doch der Kenner der Zeichen sieht die ganze Natur vor sich wie ein aufgeschlagenes Buch.

Daher darf es nicht wundernehmen, daß Paracelsus von den anderen mantischen Künsten nicht viel hält, die er Artes incertae nennt. Unter anderen Bedingungen, z. B. im Altertum, waren es noch sichere Künste, als der natürliche Instinkt ungebrochen war, als noch der Mensch ganz in der Natur aufging und ein Teil von ihr war. Paracelsus nennt Artes incertae vor allem das Wahrsagen aus Erde, Feuer, Wasser und Luft, Geomantia, Pyromantia, Hydromantia und Chaomantia, die aber zu sicheren Künsten werden können, wenn der Wahrsager ganz in dem Wesen des betreffenden Elements aufgeht und seine Signa kennt. Und dann haben diese Künste die Gefahr, daß sie zu leicht zu Äußerlichkeiten verführen und den Blick vom Innern ablenken. Hier sehen wir Paracelsus im Gegensatz zu Agrippa von Nettesheim, welcher den mantischen Künsten eine sehr große Bedeutung zumißt.

Wie schon im Kapitel über die Medizin gesagt wurde, ist die Paracelsische Astralmedizin nichts anderes als ein Erkennen von Signaturen unter den verschiedenen Bedingungen der wesentlichsten Entia. Ein Arzt muß also die Signa erkennen, die Therapie ergibt sich dann von selbst. So ist dies die höchste Stufe in den Künsten, daß man dieses Wissen erlangt, daß man ein Adept wird, und Paracelsus spricht also von einer Astronomia adepta, Medicina adepta und Philosophia adepta, die der Inbegriff des höchsten Wissens ist. Nun ist eigentlich die Philosophia adepta oder sagax etwas so Erhabenes, daß die menschliche Sprache nicht ausreicht, dieses intellektuelle (also nicht gefühlsmäßige, mystische) Erlebnis ganz auszudrücken, aber der Formwille Hohenheims findet auch dafür einen Ausdruck, indem er zehn „astralische Membra" zeigt, durch welche wir zur Erkenntnis geführt werden.

Als Beispiel für sein Kategorisieren soll die Tafel der zehn astralischen Membra folgen:

Also steht die *Figura Scientiarum Astronomiae* wie sie der Himmel selbst vollendet: Und sind zehen *Membra*

1. *Divinatio*: *Somnus*, *Phantasia*, *Speculatio*, *Sensus*, *Vox*

2. *Augurium*: *Volatilium*, *Quadrupedum*, *Aquaticorum*, *Figurarum*, *Monstrorum*

3. *Ebriecatum*: *Mania*, *Phrenesis*, *Phantasmata*, *Imaginatio*, *Immutatio*

4. *Inclinatio*: *In Carnem*, *in Animum*, *in Spiritum*, *in Doctrinam*, *in Mechanicam*, *in Habilitatem*

5. *Impressio*: *Conceptio*, *Partus*, *Sanitas*, *Mores*, *Actus*, *Sapientia*, *Prudentia*

6. *Generatio*: *Aquarum Crescentia*, *Terrarum Crescentia*, *Ignis Crescentia*, *Acris Tereniabin*

7. *Inanimatum*: *Nympharum*, *Gigantum*, *Lemurum*, *Gnomorum*, *Sylvestrium*, *Vulcani*, *Umbraginum*

8. *Meteorica*: *Pluvarium*, *Roris*, *Pruinae*, *Fulgures*, *Tonitrui*, *Nivis*, *Grandinis*, *Glaciei*

9. *Aegrorum*: { *Tempestatum* / *Ventorum* / *Alterationum* } *Innatae prophetiae*

10. *Novalia*: { *In Pennatis* / *in Brutis* / *in Piscibus* / *in Monstris* / *in Transversis* / *in Contrariis* }

Das erste Membrum, die Divination, enthält den spiritualistischen Kern, nämlich den siderischen Leib des Menschen, der teilhat an allen Wesen der Geisteswelt und also auch mit diesen in dauernder Verbindung steht. Die Tatsache, daß das Wesen des Menschen ein geistiges ist, steht für Paracelsus ebenso fest wie für Descartes sein Cogito, ergo sum, mag man nun das Denkende mit dem Manas der Inder oder dem Ich Fichtes gleichsetzen. Da nun das ganze Weltall ein Kontinuum von Kräften ist, kann der menschliche Geist nicht für sich allein dastehen oder, wie Paracelsus sagt: „Nun ist die Ursach und Ursprung dieser Divination also, daß der Mensch ein siderischen Leib in ihm hat, der vereinigt ist mit dem äußeren Gestirn und sie zwei fabulieren miteinander", und zwar am ungehindertsten im Traum. Wenn der Körper im Tiefschlaf liegt, so kehrt der siderische Geist in seine Heimat, in die Astralwelt, zurück und überbringt dem Verstand Gesichte und Vorbilder der Zukunft. Im Wachzustand dringt die Seele in die Astralwelt mittels der Phantasie ein. Wendet sich die Phantasie gegen sich selbst, so spiegelt sie sich in sich selbst = Speculatio. Wird dieses Spiegelbild durch das eigene Erleben beseelt, so entsteht die Kraft des Gemütes = Animus. Dadurch erhält sie Bewußtsein von der Außenwelt, deren Vermittler die Sinne sind = Sensus. Und der Ausdruck aller dieser Zustände in einem schöpferischen Werk, das gleichzeitig das Individuum bestimmt, ist das Wort = Vox. Diese Genesis des Wortes und seine Ableitung aus dem Astralbewußtsein oder, wie Paracelsus sagt, aus dem „Gestirn" greift weit über die Gnosis hinaus, die den Logosbegriff als ursächlich feststehend annimmt und über den Anfang des Johannesevangeliums „Im Anfang war das Wort" nicht hinauskommt. Das Wort ist also höchster Ausdruck des siderischen Geistes und höchste Divination, daher hat es auch die Kraft, die Astralwelt zu beherrschen. So erklärt sich auch die Kraft, die gewissen Worten zugeschrieben wird, der sogenannten Mantram und der heiligen Worte, durch welche sogar höhere Geister in den Dienst des Menschen gezwungen werden können. Das Wort, das also teilhat an der astralen Welt, offenbart die ganze Zukunft, es ist nicht bloß Ausdruck der Erkenntnis, sondern die Erkenntnis selbst und die Wahrheit.

Da nun die Welt ein Kontinuum darstellt und alle organischen Wesen einen siderischen Geist haben, so kann der Mensch durch das „Gestirn", z. B. der Tiere, einen Blick in die Zukunft erlangen, manchmal vielleicht besser als durch Träume und Spekulation, weil der menschliche Geist durch Wünsche und Leidenschaften voreingenommen in die Zukunft blickt, während die Tiere ganz und völlig nur Äußerungen der Natur, also des „Gestirns", sind. Eine Motivierung, warum Paracelsus in seiner Tafel diese Anordnung getroffen hat, wird schwer zu erbringen sein. Das Augurium Figurarum betrifft wohl die Eingeweideschau der Alten, und daß Mißgeburten eine böse Zukunft bedeuten, findet man bei allen Völkern.

Das dritte Membrum bezieht sich auf alle ekstatischen Rauschzustände, durch welche der Mensch aus seiner bloß tierischen Vernunft herausgerissen wird, alle Dinge aus einem neuen Bewußtseinsstandpunkt, dem astralen, erschaut und dadurch Kenntnis der Zukunft und des Wesens der Dinge erhält. Doch Paracelsus warnt wie alle echten Adepten vor solchen Rauschzuständen, die wohl große Erkenntnisse vermitteln, aber auch Verwirrung und Verblendung herbeiführen können. Rauschmittel und Narkotika finden wir besonders im afrikanischen und zentralasiatischen Okkultismus, wo durch Geißelung und Pilzgifte, wie bei den Schamanen, ekstatische Zustände hervorgerufen werden. Auch bei uns in Europa spielten magische Narkotika aus Bilsenkraut und Stechapfel früher eine große Rolle, besonders bei den Hexensalben. Dieses ganze Membrum Ebriecatum hat also pathologischen Charakter. Von allen Spezies ist die Imaginatio noch die edelste, deren schöpferische Kraft wir im Kapitel über die Entstehung des Menschen kennengelernt haben.

Das vierte Membrum betrifft die Eigenwilligkeit des „Gestirns", daß es jeden Menschen mit besonderen, nur jenem Individuum eigentümlichen Gaben beschenkt. „Also elegiert (d. h. wählt aus) das Astrum einen Filium Adoptivum, durch den es dann wirket, als wär er ihr geborener Sohn ... Also ist Filius adoptivus zur Kunst gewesen Albertus Dürrer von Nürnberg, zur Kaufmannschaft ist Filius adoptivus der Fugger von Augsburg." Die Inclinatio hat also eine die Phantasie einschränkende Kraft, indem sie ein zu fernes Ausschweifen verhindert und ihr ein kleineres, aber intensiveres Arbeitsfeld zuweist.

Wie dieses Membrum von den seelischen Veranlagungen spricht, so handelt das folgende von den körperlichen. Gesundheit und Krankheit, Körperbeschaffenheit und Sitten kommen insofern aus der Astralwelt, als die körperlichen Eigenschaften der korrelate Ausdruck der siderischen sind. Hier zeigt sich wieder des Paracelsus Vorliebe für die Prädestination, wie wir sie schon in der Lehre vom Ens Dei angetroffen haben, die sich übrigens mit den beiden letzten Membra vollständig deckt. In einem gewissen Sinne werden wir hier an das Paideuma von Frobenius erinnert.

Das Membrum der Generatio erklärt die Entstehung der vier Elemente aus dem „Gestirn". Die Astralwelt ist als Summe des Möglichen aufzufassen und ist gewissermaßen eine Entelechie des Aristoteles. Alles, was jemals war und jemals sein wird, ist in ihr vorgebildet, also auch alle Gestaltungen der Naturreiche. Da in ihr aber alles belebt ist, so müssen auch in der Natur alle Erscheinungen belebt sein, auch die Steine und das Wasser, und müssen stets neues Leben aus sich erzeugen. Auf dieser Lehre, daß sich die Metalle vermehren und höher entwickeln, beruht auch die praktische Alchemie. (Der Ausdruck Tereniabin bedeutet Manna.)

Die notwendige Folge davon ist, daß die ganze Natur

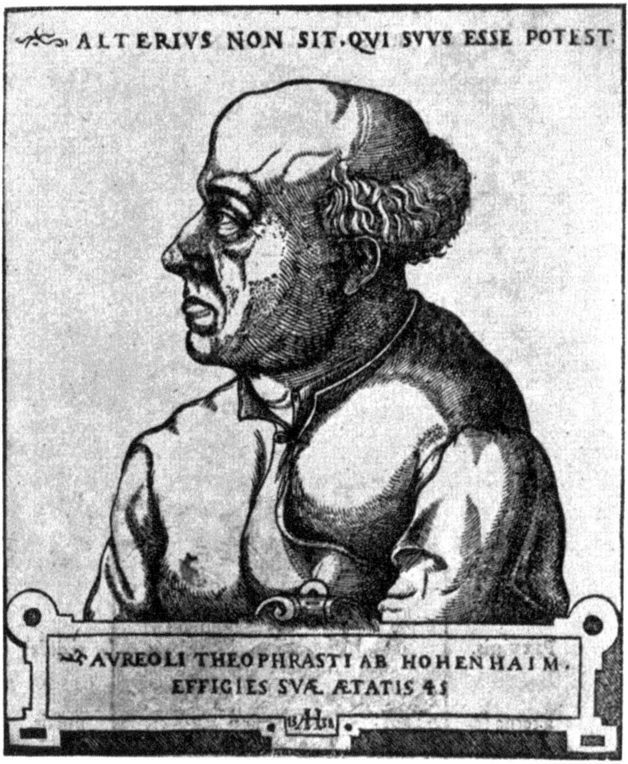

PARACELSUS IM JAHRE 1538
Holzschnitt von A. H. (Augustin Hirschvogel?)

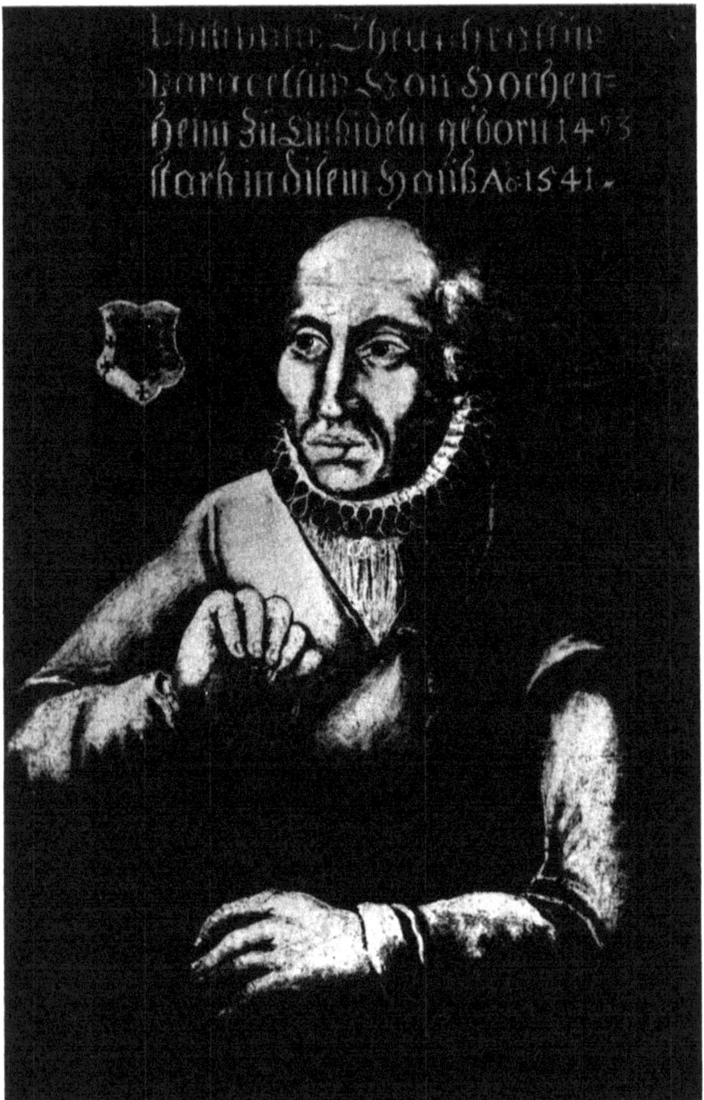
Paracelsus von Hochen=
heim zu Einsideln geborn 1493
starb in disem Hauß Ao 1541.

PARACELSUS

Ölgemälde aus seinem Wohnhaus in Salzburg

durch geistige Wesen bevölkert ist, welche Träger und Ausdruck der einzelnen Naturkräfte sind. Hier öffnet sich uns das Reich der Gnome, Salamander, Undinen und Nymphen und aller anderen Elementargeister, von denen wir bereits früher gesprochen haben, welche Paracelsus als wirkliche Existenzen anerkennt und nicht als bloße poetische Allegorien. Alle diese Wesen stehen in direktem Zusammenhang mit der Astralwelt und können daher dem Menschen in der Erkenntnis der Wahrheit und Zukunft behilflich sein.

Die Meteorica erklärt den Ursprung des Wetters aus der Astralwelt. Weil die Erde ein lebendes Wesen ist, muß sie auch Nahrung erhalten, und das sind die Erscheinungen der Atmosphäre. Niederschläge und Winde sind vom „Gestirn" so eingeteilt, daß der Mensch durch ihre kluge Beobachtung einen Einblick in den Willen der Astralwelt bekommt und erkennt, was diese mit den Naturerscheinungen bezweckt.

Das Membrum Aegrorum regelt die Naturgesetzlichkeit aller Lebensvorgänge. Alles muß zur richtigen Zeit geschehen, in allem muß der Wille der Natur zum Ausdruck kommen. Besser als bei Paracelsus findet sich diese Lehre in der chinesischen Lehre vom Te, von der Auswirkung des göttlichen Tao, in den schönsten Beispielen bei Dschuang-Dsi. Was gegen den Willen des „Gestirns" geschieht, wird krank. So kann auch der kranke Mensch, wenn er sich in das Wesen der Krankheit vertieft und erkennt, wodurch er gegen den Willen der Natur gehandelt hat, aus sich heraus das Heilmittel angeben, durch welches er gesund werden kann. Das sind dann die jedem Menschen angeborenen Prophezeiungen.

Das letzte Membrum der Novalia betrifft die Ausnahmen und Anomalien der Naturgesetze. „Wie nun ein jeglich Ding beschaffen ist, wie eins das andere gebären soll, hat Gott in die Natur gesetzt und es hat Gott wohl gefallen und daß alle Ding gut sein gewesen. Nun aber ist diese Ordnung gebrochen und sein viel Mißgewächs eingefallen oder anderst dann die Natur an ihr selbst die Ordnung hat ... Darum zeig ichs an, daß die astralisch Natur solches ursacht. Als ein Exempel: Die Natur macht kein Narren, sondern es ist ein Error eingefallen, der die Natur der Natur brochen hat." Woher aber dieser Error kommt, was seine metaphysische Bedingung ist, darüber sagt Paracelsus leider nichts und erinnert damit an Fritz Reuters Onkel Bräsig, der da einmal sagt, daß die Armut von der *pauvreté* der Leute komme. Aber eigentlich muß man Paracelsus doch in Schutz nehmen, denn die Frage, woher das Böse in die Welt gekommen ist, übersteigt sein Kompetenzbereich und ist eine ausschließlich theologische, die schließlich unlösbar ist, weil der Mensch in die theurgischen Kräfte keinen Einblick hat und sich mit Allegorien wie vom Sündenfall der Engel und den ahrimanischen Theorien begnügen muß.

Zu den angeführten Grundsätzen folgen dann noch Probationes, welche das Gesagte nochmals darstellen und durch Beispiele erhärten.

Das zweite Buch der Philosophia Sagax behandelt Probleme der Anthropologie, besonders das Verhältnis von Seele und Geist. Dabei schließt es sich den früheren

Anschauungen an, daß das Herz der Sitz der Seele sei, während der Geist topologisch nicht fixierbar sei. Das dritte Buch ist verloren gegangen. Das vierte handelt von der Astronomey der Infernalischen. Alle die zum Teil übermenschlichen Erscheinungen und Wirkungen der zehn Membra sind lediglich Äußerungen der Natur, wenngleich wir ihre Gesetze noch nicht vollständig erfassen können. Nur der Pöbel und der Ungebildete hält sie für Werke des Teufels.

Die Geschichte des christlichen Teufelsglaubens gehört wohl zu den interessantesten theologischen Kapiteln der Menschheitsgeschichte. Natürlich ist der Teufel bei Paracelsus nicht das geschwänzte Phantom des Volksaberglaubens, sondern eine kosmologische Kraft, die dem göttlichen Prinzip entgegenarbeitet. Auch kann man ihn nicht ganz dem Ahriman der Parsen gleichsetzen, denn seine Funktion ist bedeutend vielgestaltiger. Er ist der strahlendste der Engel, der wie ein Blitz vom Himmel fällt, der notwendige Zeuger und Bejaher der Materie mit gottähnlichen Kräften; ja er gilt selbst für einen umgekehrten, negativ gewordenen Gott (Diabolus est Deus inversus). Zu rein theologischen, d. i. satanologischen Spekulationen läßt sich Paracelsus nicht verleiten, er sucht nur das diabolische Wirken innerhalb der Erfahrungswelt aufzudecken. Gott selbst hat nur das Vollkommene geschaffen als Individuum mit freier Entscheidung. Wo dieser freie Wille sich als souverän, von Gott frei fühlt, da beginnt des Teufels Herrschaft. „Darumb sage ich, der obrist Anfänger der höllischen Geister nichts Konfirmierts gehabt hab, sondern in der

Probation ist er in sein Hoffart gefallen und in Lügen wider Gott und mit keiner Wahrheit vor Gott gehandelt, da er im Himmel gewesen ist." Denn jedes Wesen, das aus sich selbst heraus abgesondert bestehen will, belügt sich, und so ist der Teufel der Vater der Lüge und als solcher eine Realität und keine bloße Allegorie. Alles in der Natur, was sich dem Maximum ihrer gottgewollten Gesetze nicht fügen will, ist von ihm, im übertragenen Sinn alles, was ihrer Tendenz entgegenarbeitet, so z. B. die Nacht dem Tag, das Düstere dem Hellen, das Traurige dem Freudigen. Diese infernalischen Realitäten müssen, um überhaupt in Wirkung treten zu können, untereinander eine Ordnung haben. Paracelsus vergißt dabei, daß er damit ein göttliches Gesetz (deus omnia disposuit in numero usw.) für sie in Anspruch nimmt, und er schließt sich hiemit den Theorien seiner Zeit an, welche eine Hierarchie analog der Rangordnung der Engel für die Teufel annimmt.

Aber neu ist seine Lehre, daß diese dunklen Kräfte nicht Herren der Natur sind, wie Asketen früherer Zeit das ganze Weltall für ein Blendwerk des Teufels ansahen. So sagt auch der Erzbischof im Faust II: „Natur ist Teufel." Paracelsus aber sagt: „Nun aber weiter so merket, die Natur ihnen nichts nütz ist zu keinen Dingen. So ist ihnen gleich einem Narren oder bösem Menschen, der viel Stein vor ihm hat, die nützen ihm alle nit: damit er aber den andern plag und peinige, so nimmt er Stein und wirft andern damit. Ist es nit sein nutz, so ist es doch sein Freude." Die Natur an sich ist also rein und gut, sie wirkt nur als Mittel, dessen sich die bösen Geister bedienen, um überhaupt auf den Menschen wirken zu können. „Aus dem folgt, daß die natürlichen Künst, so sie können, (wiewohl sie ihnen nichts nutz seind) doch gebrauchen wider den Menschen." Ihre geistigen Fähigkeiten überragen die menschlichen bedeutend, denn sie sind ja eigentlich Engel, die vor ihrem Sündenfall vor dem Angesicht Gottes standen. Sie haben daher auch eine gründlichere Kenntnis von den Naturkräften und von den menschlichen Schwächen, so daß der Teufel immer den günstigsten Augenblick erwählen wird, um den Menschen zu schaden. Daher müssen wir immer auf der Hut vor ihm sein, denn er geht herum wie ein brüllender Löwe und sucht, wen er verschlingen könne. Oft bringt er auch Wirkungen in der Natur hervor, deren Zweck wir nicht einsehen, zumal in der Meteorologie. Ebenso wie Hexen Gewitter erzeugen können, so erregt auch oft der Teufel Verwirrungen in der Atmosphäre. „Nun ist auch nit minder, daß auch bei den bösen Geistern Wirkung geschehen, nämlich daß sie können Donner machen, Schauer, Hagel, Schnee, Wind, Regen und viel dergleichen Stück mehr." Das ist für einen richtigen Teufel gar nicht so schwer, denn er kennt das firmamentische Sal, das in Vereinigung mit dem Sulphur und Mercurius der Luft ein prächtiges Donnerwetter ergibt. Auch zeigt er oft „seltzame Figuren am Himmel", um die Menschen durch falsche Vorzeichen zu verwirren. „Denn was Praesagia der Teufel gibt, ist seine Freude, daß dasselbige Praesagium dem Menschen zuwider sei."

Die böswillige Kraft des Teufels zeigt sich nicht nur

an Menschen, sondern auch an dem Vieh und an den Pflanzen. Denn er sucht alles, was nur irgendwie eine Beziehung zu den Menschen hat, in sein Machtbereich zu ziehen und dadurch den Menschen indirekt zu schaden. Besonders die Heiligen haben viel von seinen Verlockungen und Böswilligkeiten zu leiden.

Ganz wüst wird sein Teufelsglaube, wenn Paracelsus von der „Konkordantz" des Teufels mit den Seelen Abgeschiedener und mit Dämonen spricht. Dem, der im Herrn selig entschlafen ist, kann der böse Feind nichts anhaben, aber „was nicht im Herrn stirbt, stirbt im Teufel. Nun kann der Teufel auch Heilige machen in sein Reich: er weiß, womit die Körper zu erhalten seind vor Fäule baß dann der Mensch, er weiß den rechten Balsam. Darum so mag er wohl einen von den Seinen nehmen und ihn also erhalten und den Lebendigen, die auch sein seind, zur Verführung zurichten. Er mag auch wohl ein anders thun, das ist, nach des Menschen Tode umgehen, im selbigen Geist desselben oder eines andern Menschen". Das wäre ein anderer Fall von Besessenheit, daß nämlich der Besessene eigentlich ein Leichnam ist, der durch die nekromantische Kraft des Teufels von einem infernalischen Geist zu neuem Leben beseelt wurde, wodurch der Teufel in Menschengestalt ungestörter sein verbrecherisches Handwerk betreiben kann. Das Mittelalter und die frühe Neuzeit konnten es sich nicht anders erklären, wenn eine Anzahl scheußlicher Verbrechen von einem Individuum begangen wurden, als daß der Teufel in den Unseligen gefahren sei. So galt auch jener berüchtigte Gilles de Rais, der seinem

Geständnis nach über dreihundert Kinder mit eigener Hand geschlachtet hat, allgemein als Werkzeug des Teufels. Ein unerschöpfliches Kuriositätenkabinett aller Listen und Schandtaten des Teufels ist der „Höllische Proteus“ von Erasmus Francisci, Nürnberg 1695, ein Buch voller wüster Teufelsgeschichten, aus dem man das Gruseln lernen kann.

Es ist merkwürdig, daß gerade das eigentliche Mittelalter vom Teufelswahn ziemlich frei geblieben ist und erst das 16. und 17. Jahrhundert sich in den wüstesten Halluzinationen austoben. Bekannt ist ferner Luthers ständiger Kampf mit dem Teufel, der aber schon den grotesken Einschlag zeigt, der die Teufelsliteratur der Volksdichtung kennzeichnet. Es mußte auch zu einer Reaktion gegen diesen lähmenden Alpdruck kommen, wenn nicht die ganze Menschheit in Wahnwitz verfallen sollte. Schon in dem Volksbuch vom Doktor Faustus 1587 finden wir an dem Teufel Mephistophilus manche karikierende Züge, wie ja auch der „dumme“ und „arme Teufel“ durchaus dem naiven Volksinstinkt entsprungen ist, während er seine Macht nur den Spekulationen der Gelehrten zu danken hat. Dieser Alpdruck, der sich allmählich über die ganze Menschheit legte, ist nichts anderes als das Grauen vor den unbekannten Naturkräften. Dem Altertum, das ganz in Einklang mit der Natur lebte, war er fremd. Doch je weiter man in sie eindrang, desto größer wurde auch die Erkenntnis, daß sie immer für uns Rätsel enthalten werde. Und gerade die Zeit, in der unsere Naturwissenschaft geboren wurde, empfand dieses Grauen am stärksten, das sie mit dem Sammelnamen Teufel belegte. So ist denn der Teufel bei Paracelsus ein durchaus naturwissenschaftlicher Begriff, der mit der religiösen Tradition vom bösen Geist zu einer Einheit verbunden wird. Während der Teufel Luthers eine theologische Kraft ist, die der Mensch niemals besiegen kann, muß sich der Teufel Hohenheims durch Wissen und Wahrheit in Nichts auflösen. Er ist also ein Teil von uns, unsere eigene Unvollkommenheit, die sich gewissermaßen von uns abgespalten hat und ein eigenes Scheindasein führt.

So ist sein Weltbild trotz alledem ein helles und freudiges. Alles ist von Gott und geht zu ihm zurück. In dem Zwischenstadium, das wir Leben nennen, regiert unsere eigene Unvollkommenheit, die wir durch Wissen und Hingabe an Gott besiegen sollen. So ist denn das Unvollkommene und Finstere nur vorübergehend und dazu da, daß wir es überwinden. Denn alles bei Paracelsus ist auf Kampf eingestellt, auch die Beschaulichkeit dient nur dazu, das Ziel um so gewisser im Auge zu behalten und neue Kräfte für den Kampf zu sammeln. Es nützt nichts, über unsere Unvollkommenheit zu klagen oder gar zu verzweifeln. Gerade wenn wir sie erkannt haben, wissen wir, wie wir unsere Fehler überwinden können. So führt die Beschäftigung mit dem Teufel unbedingt zu Gott zurück. Jedoch die Kenntnis von den bösen Kräften ist gefahrvoll, da sie leicht dazu verführen kann, im Geheimen mehr zu suchen als im Offenbaren, wodurch leicht der Zusammenhang mit Gott verloren gehen kann. Daher nennt Paracelsus sein Wissen von den verborgenen

Naturkräften seine „Heimlichkeit“ und betont an vielen Stellen, daß alle seine Schriften, die davon handeln, nicht für das Volk geschrieben sind, sondern nur für die Weisen, die in ihnen neue Beweise für die Macht Gottes sehen sollen, wo der Aberglaube des Pöbels teuflische Kräfte wittert. So kommen wir zu den Schriften Hohenheims, die sein okkultes Wissen betreffen, seine Magie, wie sie sich hauptsächlich in seiner „Archidoxis“ zeigt.

XI

Die Magie
(ARCHIDOXIS)

KEIN BEGRIFF FRÜHERER JAHRHUNDERTE ist so in Verruf gekommen wie der der Magie. Kein Wunder, denn er war seit langem der Kehrichthaufen, auf den alles geworfen wurde, was irgendwie unbeweisbar war, nach Aberglauben roch und dem gesunden Menschenverstand widersprach.

Aber was ist eigentlich ein Aberglaube? Das Gegenteil vom richtigen Glauben. Wir gelangen so in einen Circulus vitiosus, oder wir müssen uns in ein Dogma retten. Die Wurzel beider — des richtigen wie des unrichtigen Glaubens — ist aber der Wunsch, durch den Glauben irgendwie weiterzukommen. Der Mensch sieht sich in seinen Wünschen gehemmt, sei es durch die eigene Unzulänglichkeit, sei es durch den Widerstand der Außenwelt. Sein Geltungstrieb zerbricht nun mit Hilfe der Phantasie diese beiden Schranken, und er baut sich ein Herrschaftsbereich auf, in dem er unbeschränkt König ist.

Damit sind wir im Märchen. Dies mag Kindern und passiven Naturen genügen; der aktive Mensch will es in Wirklichkeit umsetzen und arbeitet nun an einem Weg, um dies zu erreichen. Und damit beginnt ein titanischer Kampf der Menschheit, den wir nur zum

Teil ahnen können. Es beginnt das Ringen um die Naturbeherrschung, das erst mit dem letzten Menschen enden wird. Der formale Teil dieses Kampfes wird zur Technik, die eine Verbesserung der Lebensbedingungen herbeiführt und somit einen Teil des Wunschtraumes verwirklicht.

Wo es sich aber darum handelt, die erworbene Naturerkenntnis auf das eigene Ich zurückzuführen und dessen Gewalt über die errungenen Naturkräfte zu behaupten, da beginnt das seelische Gebiet, das mit dem unzureichenden Namen Magie benannt wird.

Sie ist also eine Methode des Erkennens und als solche von Zeit und Rasse abhängig. Es gibt also Magien soviele, als es Rassen gibt, und nicht eine für alle verpflichtende Magie. So ist die eddische Runenmagie etwas ganz anderes als zum Beispiel die schamanische oder aztekische. Bei den Ariern ist die Magie ein inbrünstiger Akt der Naturerkenntnis, bei anderen Völkern aber ein Rauschzustand; bei uns etwas Apollinisches, bei den anderen etwas Dionysisches.

Es ist aus der Frühgeschichte Europas bekannt, daß von Osten her immer stärkere Impulse des Dionysischen zu uns kamen, welche die arteigene Seherkraft der Wala umdüsterten. Dämonen und Larven drangen in den asischen und olympischen Götterhimmel ein. Die Zeit der Masken begann. Und diese Fratzen und Lemuren, das ist das, was heute in uns beim Worte Magie wieder lebendig wird.

Damit darf nicht die arteigene Naturschau verwechselt werden, die ein inbrünstiger Akt der Naturliebe ist, rein selbstlos, musisch, in heiterer Ausgeglichenheit über den Dingen schwebend. Dort dauernder Krampf und Verzerrung, hier Kampf um Läuterung und Erkenntnis. Apollo, Balder oder der keltische Abellio sind die deutlichsten Symbole für eine solche Naturschau.

Paracelsus ist der letzte geschichtliche Beweis dafür, wie der arische Mensch mit den Dämonen der Verkrampfung ringt. Er ist der letzte Kämpfer um das Vätererbe, das er uns als sein letzter Künder darreicht. Aber auch dort, wo seine apollinische Schau sich mit dionysischen Elementen verbindet, erkennt man deutlich, daß erstere das tragende Gerüst und letztere nur das ausfüllende Rankenwerk ist. Vor allem verliert er niemals die Einheit der Welt aus den Augen, ja alles zielt bei ihm dahin, diese Einheit zu erweisen, während alle orientalischen Magien zur Ekstase hinführen, zur Verrückung des inneren Gleichgewichts. Paracelsus geht in allen seinen Disziplinen darauf aus, dieses einigende Band zu finden, und er hat es in seiner Lehre von den Signaturen gefunden. Dadurch erhöht er sein Lehrgebäude zu einer Gesamtschau, die lückenlos ist. Der diese Höhe erreicht hat, dem hat die Natur ihr letztes Geheimnis preisgegeben. Von diesem Standpunkt aus kann der Mensch mit berechtigtem Stolz auf die also erkannte Natur zu seinen Füßen herabsehen.

Soll dieses Kraftgefühl, das so typisch deutsch ist, noch immer mit dem irreführenden Wort Magie bezeichnet werden? Was hat dies mit den Fratzen der orientalischen Weltverkrampfung zu tun?

*

DIE BISHER DARGELEGTEN LEHREN DES Paracelsus enthalten wohl manches, was den Forderungen der modernen Wissenschaft scheinbar widerspricht. Doch man braucht nur den Kern aus dem oft abstrusen Beiwerk herauszuschälen, und man findet ein Weltbild, das nicht minder exakt als jedes andere ist. Nun wäre aber alles bisher Gesagte unvollkommen, wenn Paracelsus seinem Werk nicht noch einen metaphysischen und theologischen Oberbau gegeben hätte, von dem aus sich das Blickfeld ungeheuer vergrößert und der uns die Höhe und Tiefe seiner Gedankenwelt deutlicher als alles andere vor Augen führt. Und gerade die letzten Folgerungen des paracelsischen Denkens wurden von den wenigsten verstanden; weil man die Bedingungen mißverstand und in dem Labyrinth seiner Terminologie sich verirrte, erklärte man kurzerhand die ganze Archidoxis des Paracelsus für Aberglauben, für eine Schrulle des großen Mannes und hielt es für unwürdig eines ernsten Forschers, sich mit dergleichen Ammenmärchen, wie sie die Magie offenkundig darbiete, zu beschäftigen.

Und doch liegt hier, wie schon Franz Hartmann bemerkt hat, der wahre Schlüssel zum Verständnis des Paracelsus. Ein entmagisierter Paracelsus wäre ein geschickter Arzt und Pillendreher; erst das magische Erlebnis hat ihm seine überragende Bedeutung gegeben. Was also ist die Magie des Paracelsus? wird man ungeduldig fragen.

Auf diese Frage in einem Satz eine befriedigende Antwort zu geben, ist unmöglich. Es muß daher versucht werden, sie in Teilkomponenten zu zerlegen und sie dann für das moderne Empfinden einheitlich zusammenzufassen. Vor allem ist sie keine reine Wissenschaft, die sich erlernen läßt. Hier gilt besonders das Wort des Aristoteles, daß es nicht auf das Erlernen, sondern auf das Erleben ankomme. Es handelt sich in ihr im Grundprinzip um ein aktivistisches Weltallgefühl mit religiösem Einschlag, das aber anders geartet ist als das der Mystik und im Gegensatz zu ihr das Persönlichkeitsgefühl steigert. Nun wäre das eine ausschließlich philosophische Angelegenheit, und es wäre unverständlich, warum dieser Begriff so sehr in Mißkredit geraten ist. Denn Magie ist unendlich mehr als ein bloßes Gefühl, sie ist die daraus gewonnene Kraft der Beherrschung der Natur, also eine praktisch gewordene Naturphilosophie, keine bloß leere Spekulation wie die anderen philosophischen Systeme. Und doch ist über sie ein Dunkel gelegt, das der kritische Verstand nur schwer beseitigen kann. Es ist dies ihre gewollte Verschleierung von Begriffen, das Überladensein mit Allegorien und Symbolen, von denen wir einen Begriff schon in dem Kapitel über die Alchemie erhalten haben, die zu den wichtigsten magischen Disziplinen gehört.

Oswald Spengler nennt jede vorwissenschaftliche Weltanschauung eine magische, insofern sie das aktivistische Weltallgefühl zum Ausdruck bringt. Was das magische Gefühl in der Urzeit bedeutete, hat Edgar Dacqué in seinen Schriften dargetan. Je weiter wir in das Dunkel der Vorzeit eindringen, desto deutlicher wird uns dieses Weltgefühl. Die heiligen Schriften aller

Völker, die man bis vor einigen Jahrzehnten nur als poetische Dokumente gewertet hat, beginnen das in ihnen akkumulierte Leben auszustrahlen, und wir erleben mit Verwunderung, wie in der menschlichen Seele wieder Kräfte wach werden, die seit Jahrhunderten schlummerten, denn wir wollen nicht mehr wissen, sondern erleben. Dazu kommt noch, daß unsere technische Wissenschaft uns gezeigt hat, daß wir erst einen kleinen Teil der vorhandenen Naturkräfte kennen und daß es gar nicht absurd ist, Naturgewalten, die über die Elektrizität hinausgehen, anzunehmen; und die Psychologie lehrt, daß das Gefühl, das an Eindrucksfähigkeit dem Verstand weit voraus ist, sich instinktiv mit ihnen in Verbindung setzen und sogar Wirkungen auslösen kann, die über die normalen weit hinausgehen. Wissenschaftlich könnte also die Magie als die Fähigkeit des Gemüts bezeichnet werden, sich mit den noch unbekannten Naturkräften in Verbindung zu setzen.

Da wir aber noch keine moderne Methode dazu haben, bleibt nichts anderes übrig, als auf die traditionellen Methoden zurückzugreifen; doch davor schreckt der moderne Verstand zurück angesichts der scheinbaren Widersinnigkeiten. Dazu kommt noch der religiöse Einschlag, der seit dem Erscheinen des Christentums die Beschäftigung mit magischen Problemen mit einem Schleier des Geheimnisvollen, Verbotenen umhüllt hat. Man sagt zwar, daß nach der Geburt Christi alle Orakel verstummt seien. Christus habe durch sein Licht die Nacht der Magie überwunden, die drei Magier aus dem Morgenlande hätten in ihm ihren Meister anerkannt, und daher sei es für den Christen eine Sünde, die von Christus gebändigten dunklen Gewalten zu neuem Leben zu erwecken. Denn — so lehrte die Kirche — alle die unbekannten Kräfte und Geister der Natur gehören dem Chaos an, sie sind feindlich der von Christus eingesetzten Ordnung und feindlich der göttlichen Liebe, mit einem Wort: sie sind Werke des Satans, der durch sie die Menschen verblenden und von Gott abtrünnig machen will. Daher belegte sie seit den ältesten Zeiten die Magier mit den härtesten Strafen und vergab jede andere Sünde, nur diese nicht. Trotz aller Interdikte und Verbote lebte aber die vorchristliche Magie weiter und fand in der jüdischen Geheimlehre der Kabbala eine kräftige Stütze, ja es gelang der Kabbala allmählich, die übernommene ägyptisch-babylonische Tradition sich zu assimilieren und die ganze Magie kabbalistisch zu interpretieren; so sind Magie und Kabbala zu einer fast untrennbaren Einheit geworden, dergestalt, daß die Kabbala die theologische Unterlage und die Magie die praktische, naturwissenschaftliche Folgerung daraus ist. Eine reinliche Scheidung der urarischen Elemente der Magie und ihrer semitischen Umgestaltung wäre zu wünschen.

Die Geschichte der Magie macht uns mit den merkwürdigsten Persönlichkeiten der Menschheit bekannt. Männer von titanischer Geisteskraft wie die Gnostiker und ihre Gegner Tertullian und Origenes, Apollonius von Thyana, später die Templer, der Roman de la Rose, die Mystik Dantes, um nur einige Namen zu nennen, weisen auf den magischen Hintergrund hin, der diese

Werke trägt. Doch das spätere Mittelalter wird ihren reinen Forderungen immer weniger gerecht, der Geist schweift in Monstrositäten aus, und sie wird zum Schauplatz wüster Phantasmagorien. Die durch Askese überhitzte Phantasie tobt sich in Hexensabbaten aus, die scheußlichsten Verbrechen werden ersonnen, krankhafte Medien verderben die reinen Traditionen: statt des naturgemäßen Gesetzes und der Ordnung Gottes werden die triebhafte Willkür und das Chaos als kosmogonische Kräfte verehrt. Die Magie scheidet sich in eine göttliche (weiße) und teuflische (schwarze), ein Unterschied, der zwar seit jeher bestand, aber jetzt ganz besonders deutlich in die Augen fällt. Daher war es von nun an Pflicht aller weißen Magier, besonders vorsichtig mit der Wahrung des Geheimnisses zu sein, um es vor Entweihung zu schützen. So werden die Schriften für den Nichteingeweihten immer unverständlicher und enthalten beabsichtigte Irreführungen, die den eigentlichen Sinn verschleiern. So darf es nicht wundernehmen, daß das vorige Jahrhundert mit den magischen Schriften eines Agrippa von Nettesheim oder eines Paracelsus nichts anfangen konnte, und doch sind sie nicht unverständlicher als die übrigen Werke. Man muß sich nur immer vor Augen halten, daß es sich in der Magie um unbekannte Naturkräfte und um religiöse Bewußtseinslagen handelt und daß ihre gegenseitige Beeinflussung individuell verschieden ist. Dabei dachte man sich die durch die Magie (durch Gnade) erlangten Naturkräfte als übermenschlich; der Magier kann also frei mit ihnen verfügen, wird also für die Volksmenge zum Zauberer.

Nach einem anonymen Manuskript des 16. Jahrhunderts gelangt der Magier in den Besitz folgender Kräfte:

Er sieht Gott von Angesicht, ohne zu sterben, und verkehrt freundschaftlich mit allen sieben Geistern, welche alle himmlischen Heerscharen befehligen.

Er ist erhaben über alles Leid und alle Furcht.

Er herrscht mit dem ganzen Himmel und läßt sich von der ganzen Hölle bedienen.

Er ist Herr über seine Gesundheit und sein Leben und kann über Gesundheit und Leben der anderen verfügen.

Er kann nicht vom Unglück überrascht, durch Mißgeschick nicht bedrückt, von seinen Feinden nicht besiegt werden.

Er kennt die Vernunft der Vergangenheit, Gegenwart und Zukunft.

Er besitzt das Geheimnis der Auferstehung von den Toten und den Schlüssel der Zukunft.

Das sind die sieben großen Privilegien. Dann kommen folgende:

Auffinden des philosophischen Steines.

Besitzen der Universalmedizin.

Kenntnis der Gesetze des Perpetuum mobile und der Quadratur des Zirkels.

Macht, in Gold nicht nur alle Metalle, sondern sogar die Erde zu verwandeln.

Die wildesten Tiere zu bändigen und Worte sprechen zu können, welche die Schlangen steif machen und sie bezaubern.

Die allgemeine Kunst zu besitzen, welche die Universalwissenschaft gibt.

Klug von allen Dingen ohne Vorbereitung zu sprechen.

Und an dieses Schlaraffenland soll man im Ernst glauben, an die Welten guter und böser Geister, die dem Menschen dienstbar gemacht werden können? — Man darf nicht vergessen, daß alles nur bildnishaft gesprochen ist, daß es sich vor allem um einen seelischen Reinigungsprozeß handelt, der den Geist befähigt, die in der Natur waltende Kraft zu erkennen und anzuwenden. Diese Naturkraft wird als größtes Geheimnis sorgsam gehütet. Bei den Hebräern heißt sie, wenn sie aktiv ist, Od, wenn sie passiv ist, Ob, wenn sie sich im Gleichgewicht befindet, ist sie das heilige AUR, das den Weltenraum schöpferisch durchflutet und somit dem Prana der Inder verwandt ist. Bei den Indern heißt sie das astrale Licht, bei Paracelsus das Elektromagikon. Es ist die Kraft, die den Elementen ihre Affinitäten gibt, welche die Materie organisch mit Leben erfüllt und welche von dem unaussprechbaren Namen Gottes ausströmt, von dem Namen, den man nicht aussprechen, sondern nur buchstabieren kann: Jod-He-Vau-He. Diese Naturkraft bringt alle Phänomene des Okkultismus hervor, sie ist göttlich und ein Element der überirdischen Sphären. Und gleichwohl gehört sie doch unserer Natur an, ist aber so verborgen, daß sie nur durch eine besondere Gnade Gottes erkannt werden kann. Daher betonen alle echten Magier das Natürliche ihrer Kraft, während es das Zeichen des Scharlatans ist, sich des Umgangs mit Geistern und Dämonen zu brüsten.

Diese Dämonen und Geister sind für Paracelsus nur Formen von Kräften der astralen Welt. Da in ihr ganz andere Gesetze als in unserer dritten Dimension gelten, darf es uns nicht wundern, daß die Mittel, mit ihr in Verbindung zu kommen, auf den ersten Blick phantastisch erscheinen. Es sind dies vor allem die Charaktere und Zeichen, also die Amulette und Talismane. Darüber gibt es nun zwei Theorien. Die eine behauptet, daß die Zeichen wirklich und wahrhaft astraler Natur wären, gewissermaßen eine Astralschrift, durch welche übernatürliche Wesen zum Schutze des Menschen angerufen werden; die andere, daß sie nur methodischen Wert hätten, nämlich, den Willen stark auf das Gewünschte zu richten, ihn dabei zu unterstützen und so das Objekt aus sich selbst zu erzeugen. Paracelsus neigt der Ansicht zu, daß in den Dingen der Natur so viel geheimnisvolle Kraft liege, daß sie bei richtiger Anwendung wunderbare Wirkungen auslösen könne. In der anderen Erklärung der ganzen Astronomey sagt er von der Magie: „Diese Kunst zwingt den Himmel in seinen Kräften herab in die Steine, Kräuter und Wörter u. dgl. Lernt auch verwandeln eines ins andere, lernet auch erkennen der übernatürlichen Gestirn, Kometen u. dgl. Bedeutnus zu geben und zu erklären." — Am deutlichsten spricht er sich über diese Probleme im ersten Buch seiner Archidoxis magicae aus. Diese Stelle ist so bedeutsam für seine Naturanschauung, daß sie möglichst ganz gebracht werden soll: „Es wird nicht ohn sein, so diese unser Schriften an Tag kommen werden, daß sich trefflich viel Leut ob uns verwundern werden, dieser wunderbarlichen Kräften halben, so in Metallen, die mit der Hand vorbereitet sind, stecken. Denn es werdens etlich für Superstitiosisch, Abergläubische, Zauberische und unter die Unnatürlichen Ding rechnen und zählen: darneben für ein Gräuel und Abgötterische Mittel achten, als ob man Coniurationes Diabolicae darzu haben und brauchen muß. Denn sie werden sagen, wie möcht es müglich sein, daß die Metall mit den verzeichneten Charakteren, Buchstaben und Worten die Kraft könnten haben, wann sie ohn Zauberey oder Teuffels Hülfe gemacht oder bereit werden. Diesen geben wir zur Antwort: Lieber, so höre ich wohl, wann es mit Teuffels Hülf geschicht, so glaubstu, es hab Kraft und Würkung. Kannst du denn auch nicht glauben, daß der Schöpfer der Natur, Gott im Himmel, auch so stark sei, daß er solche Kraft und Wirkung den Metallen, Wurtzen, Kräutern, Steinen und anderen dergleichen auch geben könnte? Als ob der Teuffel Stärker, Kunstreicher, Allmächtiger und Gewaltiger wäre dann der Einig, Ewig, Allmächtig und Barmhertzig Gott, der die genannten Metall, Stein, Wurtzen u. dgl. . . . dem menschlichen Geschlecht zu Nutz und Wohlfahrt gradiert und erschaffen hat. Zu dem so ist gewiß, und gibts die Erfahrung, daß die Veränderung der Zeit groß Kraft und Wirkung hat, besonders so etliche Metall miteinander in besonderen Zeiten verarbeit werden . . . So kann auch niemand beweisen, daß die Metall todt und ohne Leben seien. Denn dieser Metallen Olea, Salia,

Sulphura und Quinta Essentia, welches die höchsten Reservativa seind, haben menschlich Leben zu ernähren die größte Tugend und gehn in dem allen den anderen Simplicibus vor, wie wir das in allen unseren Remedien beweisen. So nun kein Leben in ihnen wär, wie möchten sie dann in den kranken und gleich verdorbenen Gliedern und Körpern der Menschen wiederum frische leibliche und korporalische Kraft erwecken? ... Derohalben so sprich ich, daß die Metallen und Stein gleich sowohl als die Wurtzen, Kräuter und andere Frücht ein Leben in ihnen haben. Doch unterscheidlich, je nachdem die Metall mit der Zeit verarbeitet werden. So hat die Zeit ein wissentlich Kraft, das aus mancherley Argumenten zu beweisen ist, die nicht von nöthen hie zu melden, dieweil dieselben gar gemein. Denn wir nicht Willens seind, was gemein ist, hierin zu handlen, sondern was schwer und den Sinnen unbegreiflich und zuwider ist.

So haben auch die Zeichen ihre Kraft, Charakteres, Buchstaben und Signa, jedes sein Wirkung. So nun des Metalls Natur und Arth, auch des Himmels und der Planeten Einfluß und Wirkung und dann der Charakteren Wahrzeichen und Buchstaben, Bedeutung und Eigenschaft mitsamt Wahrnehmung der Zeit, Stund und Tag zusammenstimmen: was sollt darin sein, daß dies gemacht Zeichen oder Sigel nit sollt ein Kraft und Wirkung haben? Das zu dem Haupt zu seiner Zeit, ein anders zu dem Gesicht zu seiner Zeit, eins für das Grieß oder Lendenstein, aber nach seiner Zeit, also zu andren Mitlen, aber nach seiner Zeit: daß es denen (und nicht für andre) so Artzney in Leib nehmen nicht Lust haben, Hülf thun und beweisen sollt. Doch daß solches alles durch und mit Hülf und Zuthun des Vaters der Medizin, Jesum Christum, den einigen Gesundmacher, zugehe und beschehe."

Eine Theorie der hier entwickelten talismanischen Magie muß ziemlich weit zurückgreifen. Vor allem möge wieder in Erinnerung gebracht werden, daß die Erde für Paracelsus keine tote Masse, sondern ein lebendes Wesen ist, das ebenso wie jeder Organismus eine Mumia, ein Evestrum, kurz, einen siderischen Leib besitzt. Dieser Inbegriff aller astralen Erdkräfte ist der eigentliche Träger aller als okkult bekannten Erscheinungen, wofern man nicht Zuflucht zu extramundanen Geistern nimmt. Der Erdenleib ist wie jeder Organismus einem gewissen Rhythmus unterworfen, der sich in der Menschheitsgeschichte deutlich offenbart. Frobenius, Rudolf Mewes und Friedrich v. Stromer-Reichenbach (Historionomie) haben auf die Periodizität des Kulturablaufs deutlich hingewiesen. Im geisteswissenschaftlichen Sinn bedeutet der Erd-Rhythmus, daß jedes Wesen mit ihm in Verbindung ist, gleichgültig ob belebt oder unbelebt. Bei Lebewesen muß sich aber der Erd-Atem, wie man die astrale Schwingung genannt hat, natürlich deutlicher zeigen, am deutlichsten im Augenblick ihres Entstehens. Darauf beruht ja die ganze Astrologie, daß der Mensch in der Minute der Zeugung und Geburt die damals herrschende Schwingung der Erd-Aura als Erbe mitbekommt, die von der Schwingung der Planetenkonstellation modifiziert wird. Diese Periodizität ist den Indern wohlbekannt, welche sie aber nicht unmittelbar der Erde, sondern dem den ganzen Weltenraum durchströmenden Prana zuschreiben. Die Lehre von den verschiedenen Rhythmen, den Tattwas, bildet die Grundlage der ganzen Yoga-Lehre.

Die Kräfteströme der Erde haben, als die Erdkruste erstarrte, auch die einzelnen Metalle und Steine beeinflußt; in ihnen ist der betreffende Rhythmus latent geworden. So ergibt es sich, daß zwischen einzelnen Menschen und Metallen ein unsichtbares Band der Sympathie besteht, weil eben in beiden der gleiche Astralrhythmus schwingt. Diese rein gefühlsmäßige Vorliebe, der man mit dem Intellekt nicht beikommen kann, zeigt sich besonders bei Frauen, die ja im allgemeinen sensitiver als Männer sind. Die eine Frau hat eine merkwürdige Vorliebe für Amethyste, die andere für Smaragde. Untersucht man nun ihre Horoskope, so zeigt es sich, daß die erstere unter einem deutlichen Marseinfluß steht und daß die zweite den Merkur zum Regenten hat. Nach Athanasius Kircher und Agrippa besteht folgendes Korrelatverhältnis zwischen den Planeten und den Edelsteinen:

Saturn: Diamant, Chalcedon;
Jupiter: Saphir, Beryll;
Mars: Amethyst, Jaspis;
Sonne: Karfunkel, Chrysolith und Heliotrop;
Venus: Lapislazuli;
Merkur: Smaragd, Achat;
Mond: Bergkristall, Perlen und weiße Korallen.

Ähnlich sind den sieben Planeten auch gewisse Pflanzen zugeordnet, und auch bei ihnen kann man feststellen, daß zwischen ihnen und den Menschen, welche die gleiche astrale Schwingung aufweisen, ein Sympathieverhältnis besteht. Die Magie hat nun keine andere Aufgabe, als diese Bedingungen bewußt zu benutzen und ihre Wirkungen zu steigern, was geschieht, wenn sie dann gebraucht werden, wann die ihnen typische Schwingung am stärksten ist. Einzig darauf beruht die Kraft der Talismane. Der Magier muß also ein guter Astrolog sein, „in Wahrnehmung der Zeit", wie Paracelsus sagt, um genau den Rhythmus in dem einzelnen Menschen feststellen zu können, denn jeder Talisman muß individuell gearbeitet werden.

Auch im täglichen Leben wird es sich bestätigen, daß Perlen z. B. ihren Glanz verlieren, wenn sie von der einen Frau getragen werden, und bei der anderen ihren Schmelz wiedergewinnen. Und immer wird es sich zeigen, daß eine Frau des zweiten Falles einen günstigen Mondaspekt im Horoskop hat. Praktisch wird in Amerika die Edelstein-Talismanik derartig ausgeübt, daß vor größeren Käufen jedesmal der Astrolog zu Rate gezogen wird. Auch die Tatsache, daß das Gold zum Wertmesser des Wohlstands geworden ist, gehört in den Kreis dieser Erwägungen. Das Platin ist kostbarer als Gold, und doch ist dieses der Inbegriff aller irdischen Seligkeit geworden. Denn in ihm schwingt die Lichtkraft der Sonne, und wie jeder Mensch sich ans Licht drängt, so muß sich jeder nach Gold sehnen. Man ist also nicht arm, wenn man kein Geld hat, sondern erst dann, wenn man kein Gold hat. Denn die Berührung mit dem strahlenden Metall bringt die in jedem Menschen verborgenen Astralströme der Erde und der Sonne in harmonische Schwingung, von der ein Kraftgefühl und Wohlbehagen ausströmt, das stärker als jenes ist, das der Reichtum verleiht. Daher sind alle Glückstalismane aus Gold und hängen auf der nackten Brust, um unmittelbar auf die menschliche Aura zu wirken. So kann man auch beobachten, daß Völker, bei denen das Bewußtsein von den Kräften der Natur noch lebt, die Kunst der Talismanbereitung bis auf die Gegenwart mit großem Geschick betreiben. Und bei Zigeunern kann man feststellen, daß sie eher das Leben preisgeben, bevor sie sich von dem ererbten Talisman trennen. Mit der Entthronung des Goldes, die wir jetzt erleben, und mit dem Übergang der statischen Kraft des Goldes zur dynamischen Sonnenenergie der Arbeit tritt die Menschheit in einen neuen Äon ein, in dem die geistige Potenz der Sonne erst zu ihrer richtigen Entfaltung kommen wird. — Mancher Leser wird geneigt sein, alle magischen Vorstellungen auf Autosuggestion zurückzuführen. Aber damit ist nichts erklärt. Denn es muß eine natürliche Geneigtheit da sein, um auf diese spezielle Suggestion einzugehen, im Unterbewußtsein muß das Gefühl für die entsprechende Astralschwingung vorhanden sein. Allerdings unterstützt der Wille die planetarische Wirkung der Steine und Metalle ganz bedeutend und vermag sogar bei entgegengesetzter Richtung die Kraft des Talismans auszuschalten. In diesem Fall wirkt er nur während des Schlafes.

Viel schwieriger wird die Frage der Zeichen, Signa

und Charaktere, die den einzelnen Planeten zugeschrieben werden und welche gleichfalls talismanische Kraft haben. Die suggestive Wirkung ist die gleiche, aber eine naturwissenschaftliche Begründung ist schwerer. Was ich hier versuche, soll nichts anderes als eine unverbindliche Meinung sein. Es ist bekannt, daß sich jede mathematisch feststellbare Schwingung im Raum graphisch darstellen läßt. Ein solches Diagramm ist also der zweidimensionale Ausdruck eines Vorgangs in der dritten Dimension, ist also ebenso unzulänglich, den ganzen Sinn wiederzugeben, wie z. B. die Photographie eine Erscheinung des Raumes wiedergibt. Aber dennoch wird dadurch ihre Bedeutung eindeutig fixiert, soweit es eben für uns möglich ist. Nun handelt es sich bei den astralen Schwingungen um bedeutend kompliziertere Kurven, die vermischt mit physikalischen Schwebungen sind. Man müßte also die Schwingungen der astralen — der vierten — Dimension dreidimensional ausdrücken; begnügt man sich mit einem zweidimensionalen Diagramm, so muß dieses gezwungen, verzerrt und abstrus erscheinen. Nun sind meiner Meinung nach sämtliche magischen Charaktere und Signa nichts anderes als zweidimensional festgehaltene Diagramme astraler Schwingungen. Und wie in jedem Bild, in jeder Photographie die astrale Kraft des Originals weiterlebt (Beweis sind die Versuche mit dem siderischen Pendel), so lebt in den Charakteren die Schwingung, die sie ausdrücken, weiter. Die Charaktere verstärken also die Kraft des betreffenden Metalls.

Nun die scheinbar sinnlosen Worte auf den Talismanen! Wir wissen, daß die Natur ein Kontinuum ist, daß nichts für sich besteht, daß eines mit dem anderen korrespondiert. Die astralen Schwingungen werden durch die menschlichen Sinne verschiedenartig apperzipiert, am undeutlichsten durch den Tastsinn, am deutlichsten durch das Gehör. Im Ton liegt ja die höchste Offenbarung für den Menschen, sei es als Dichterwort, sei es als Musik. So müssen denn auch die astralen Schwingungen akustisch transponierbar sein, und ihr akustisches Diagramm sind eben die magischen Worte. Sie alle sind eigentlich Mantrams, die wir bereits früher kennengelernt haben, und müssen unter Berücksichtigung des Atems, der Tonhöhe und der Körperhaltung gesprochen werden. Für den ersten Augenblick erscheinen sie sinnlos oder aus lateinischen, griechischen und hebräischen Wurzelstämmen zusammengeklaubt. Aber in ihnen liegt eine uralte Tradition, deren Ursächlichkeit ebensowenig zu ergründen ist wie die der Astrologie.

Die Kabbala kennt alle diese Probleme, nur gibt sie keine naturwissenschaftliche, sondern eine theologische oder besser dämonologische Erklärung. Sie kennt alle astralen Vibrationen, doch schreibt sie sie nicht den unbekannten Naturkräften, sondern Planetengeistern, Dämonen und Engeln zu. Die Terminologie scheint phantastisch zu sein. Nach Agrippa von Nettesheim sind die Charaktere der Sonne folgende:

ZEICHEN ODER CHARAKTERE

der Sonne — ihrer Intelligenz — ihres Dämoniums

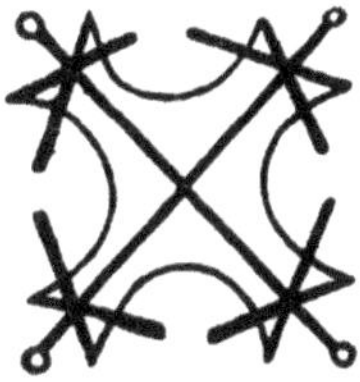

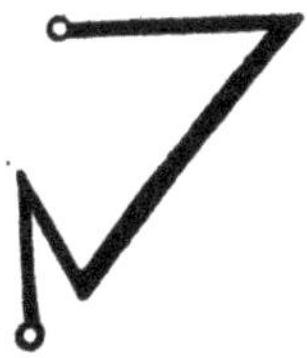

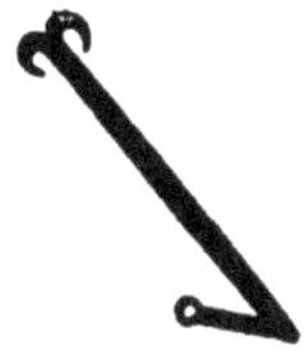

und folgendes ihr Zahlenquadrat, welches arithmetisch und phonetisch das Wesen ihrer Astralschwingung ausdrückt:

TAFEL DER SONNE

in

Zahlen

6	32	3	34	35	1
7	11	27	28	8	30
19	14	16	15	23	24
18	20	22	21	17	13
25	29	10	9	26	12
36	5	33	4	2	31

hebräischen Buchstaben

ו	לב	ג	לד	לה	א
ז	יא	כז	כח	ח	ל
יט	יד	יו	יה	כג	כד
יח	כ	כב	כא	יז	יג
כה	כט	י	ט	כו	יב
לו	ה	לג	ד	ב	לא

Die Engel des Sonntags heißen Michael, Dardiel und Huratapel. Gegen Osten zu herrschen Samuel, Baciel,

Atel, Gabriel und Vionatraba. Gegen Westen: Anael, Pabel, Ustael, Burchat, Suceratos und Capabili. Gegen Norden: Aiel, Aniel, Masgabriel, Sapiel, Matugel. Gegen Süden: Habudiel, Machasiel, Charsiel, Uriel, Naromiel.

Das Räucherwerk des Sonntags, das den astralen Schwingungen (dem Engel) entspricht, ist rotes Sandelholz.

Um nun auf Paracelsus zurückzukommen, so ist vor allem zu sagen, daß er die Magie der Charaktere und Talismane zu medizinischen Zwecken benutzt. Als Beispiele bringe ich einige Talismane aus dem ersten Buch der Archidoxis.

„Zu Erhaltung des Gesichts ein Figur.

Mach dir von gutem feinen Bley ein rund Zeichen in der Stund Veneris, so der Mond im Zeichen des Widders ist, und grab in der Stund Veneris diese Zeichen dareyn, wie es in der Forma hernach folgen wirdt. Darnach sol tu in der Stund Saturni ein Blech von Kupffer machen, in aller Größe wie das vom Bley gemacht ist, und in der Stund Saturni, wann der Mond im Zeichen des Steinbocks ist, so sol tu diese Zeichen dareyn graben und sie dann beyde ligen lassen, so lang biß die Venus mit dem Saturno ein Conjunktion machet. Als dann in der Stund und Puncto der Conjunction, so thue die beyde Zeichen zusammen, dermassen, daß die Characteres und Zeichen zusammen kommen. Dann so vermachs mit Wachß, damit sie nicht naß werden, und nehe sie in ein seyden Tüchlein, und hencks an Halß in der Stund Mercurii, an einem Mittwoch. Dieses benimpt das verloren Gesicht wieder, und verhüt alle Wehetagen der Augen: Es behelt im Alter ein sollich lauter Gesicht, als es in der Jugent wer."

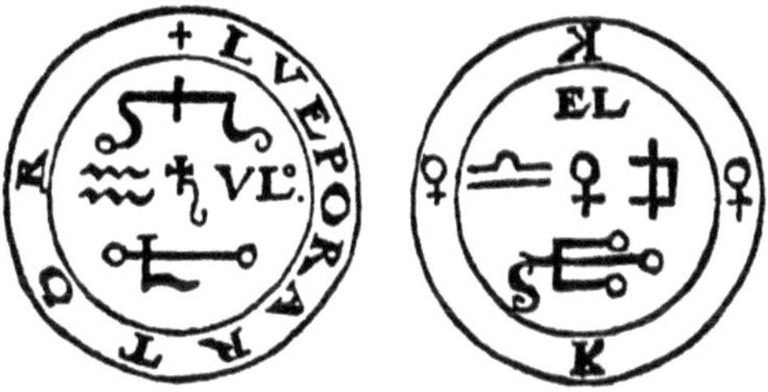

Die astrologischen Grundlagen dieses Amulettes wären etwa folgende: Da das Auge das Organ für die sinnlich wahrnehmbar feinsten Ätherschwingungen ist, muß es auch der Träger für die den Lichtstrahlen verwandten Astralstrahlen sein. Das Auge ist aber nicht bloß passiv, sondern auch aktiv Aussender psychischer Strömungen und als solcher nicht bloß Spiegel, sondern auch Ausdruck der Seele. Diese Doppelfunktion macht es zum speziellen Organ aller planetarischen Schwingungen und deutet alle seelischen Schwankungen an. Das erkennt auch die moderne Medizin an, die erfolgreich die Augendiagnostik anwendet. Nun hat das Auge, wie schon erwähnt, eine aktive Funktion, indem es eigene Strahlen aussendet. Dieses Selbststrahlen der Augen, die Purpurschwärze der Netzhaut, drückt also eine spezifische Schwingung aus.

Nun ist die Farbe der Venusschwingung matt-orangerot, die der Saturnstrahlung schwarzgrün. Kommen diese beiden Schwingungen zur Deckung, so entsteht eben das Purpurschwarz der Augen. Venus und Saturn müssen nach Paracelsus in Konjunktion treten. Das Blei und das Kupfer enthält nun die Saturn- und Venusschwingungen in sich akkumuliert, diese Metalle erzeugen das Purpurschwarz der Augen und stärken also die Sehkraft. Die eingeritzten Zeichen als Diagramme der Schwingungen unterstützen ihre Heilkraft.

Das soll nur der Versuch einer Erklärung sein. Da es sich hier um praktisch erfahrbare Dinge handelt, hat das entscheidende Wort der Praktiker. Es würde jedenfalls den Versuch lohnen, die Talismanik des Paracelsus experimentell zu untersuchen.

Schwieriger wird das Problem bei Talismanen, die in das Gebiet der Sexualmagie hinübergreifen. Denn hier handelt es sich um schwer entwirrbare Komplexe von Strahlungserscheinungen (aktiv und passiv). Gerade auf diesem Gebiet herrscht eine große Verwirrung unter den Schriftstellern, und es ist nur zu natürlich, daß sich in der Volksmagie gelegentlich der unsinnigste Aberglaube eingeschlichen hat. Paracelsus, der dem Sexualtrieb nur eine geringe Bedeutung zumißt (was wohl zur Legende beigetragen hat, er wäre geschlechtslos gewesen), kennt nur folgende zwei Talismane:

„Von den Geburts Gliedern

Die Aufrichtung der Geburts Gliedern ist ein Sympathia, und kompt von einem dicken Blast, ein Arth des Krampffs den Leib bewegt. Es geschicht aber durch mancherley Zufell, daß kein Lust kommen will, noch kein Begierd, so diese bewegen mancherley: Etlich natürlich, also so es einem genommen etc. Zu dem natürlichen brauchen wir dieses Mittel. Schreib auff ein new Pergament diese Wort und Zeichen und bind es umb den Penem etc.

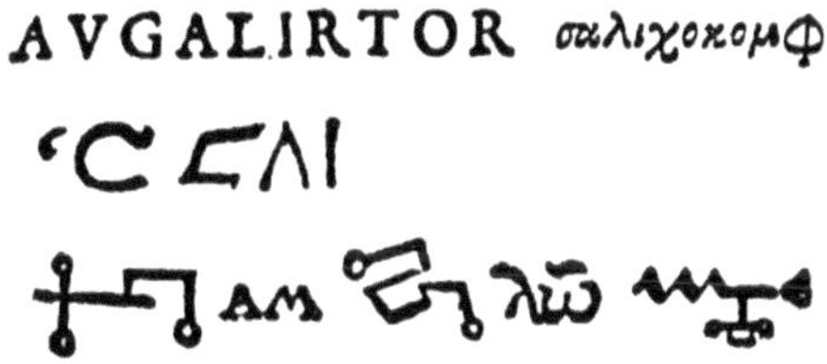

Diß Pergament sol tu alle Tag ernewen und das neun Tag einandern thun, und allezeit am Morgen, ehe die Sonn auff die Erd scheint, an dem Orth, so du die Vorhaut etwas hinder sich gestreifft hast, umbgewicklet. Laß also den Tag und die Nacht darüber, und alle Morgen wider ernewert, und das alt verbrennt, darnach die Aschen in einem warmen Trunck Wein eyngenommen. Das ist ein zierlich Prob mit wenig Kosten. So jemandt diese Sucht förcht, der mag diese Wort unnd Zeichen an einem silberen Blech am Halß tragen. Doch daß es vor Auffgang der Sonnen darauff zeichnet werd. Oder so man will, mag mans von Gold machen, und die Character darauff stechen es hilfft auch etc.

Item so es aber ein Zauberey und Teuffels Gespenst wer, dardurch es mit verderblichen Leuten Hülff unnd Kunst als jemandt benommen: so laß dir auß einem Stuck von einem am Weg gefundenen Roßeysen ein eysens Gäbelein schmiden oder machen, an einem Freytag, in der Stundt Saturni mit dreyen Spitz also:

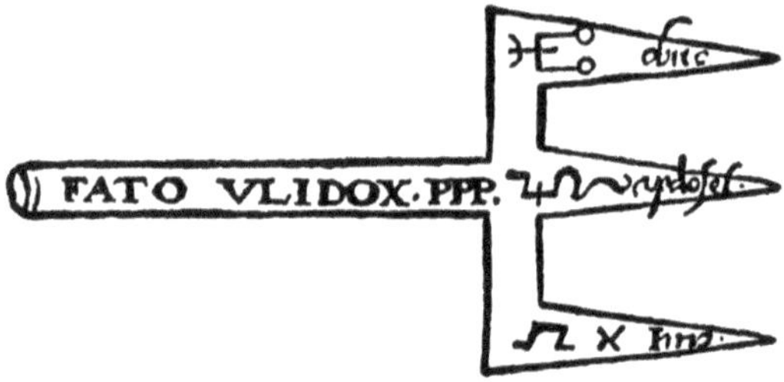

So es nun geschmidet ist, so grab diese drey Character und Wort, am Sonntag am Morgen, ehe die Sonn auffgeht, und die drey Spitz, und auff den Stiel seine Wort auch. So solches beschehen, so steck die Gabe in ein fliessend Wasser, daß der Stiel an keinem Orth herraußgang, damit es nicht bald gefunden werd: So wirstu in neun Tagen erlediget, und wirdt der Person, so solches gethan, ein anders an die Statt, das ihm nicht so schnell abgeht. Also soll man diesen Teuffelskünsten mit der Natur begegnen: gleich wie Christus in der Wüste dem Teuffel mit der Schrifft beweist."

In dem ersten Talisman kann ich nur ein suggestives Sympathiemittel sehen. Das Diagramm stimmt mit keinem sonstig bekannten Planetenzeichen überein, doch zeigt das erste Zeichen der letzten Reihe deutlich auf einen Venuseinfluß hin. Das Verzehren der Asche ist nichts anderes als eine magische Kommunion, indem die Asche (falls es sich wirklich um einen echten Talisman handelt) als Träger der akkumulierten astralen Strömungen mit dem Körper vereinigt wird und dessen

Funktionen erhöht. Übrigens spielte das Wegnehmen und Wiedergeben der sexuellen Potenz bei Hexenprozessen eine große Rolle, und die Hexenmittel sind mehr oder weniger dem paracelsischen Rezept verwandt. Über den Dreizack ist zu sagen, daß es sich gleichfalls um ein Sympathiemittel handelt, indem nämlich die Kräfte des Wassers, das für das Element der Venus gilt (Aphrodite ist aus dem Schaum des Meeres geboren!), durch eine astrale Verbindung auf den Menschen übergeleitet werden. Nun die Zeichen! Die erste Zinke hat ein Zeichen des Krebses mit dem Wort obito, weiche zurück! Die unterste trägt das Zeichen des Löwen mit dem Wort imo, halte aus! Das mittlere ist zusammengesetzt aus dem Zeichen der himmlischen Schlange und dem Jupiter. Das rätselhafte Wort apdosel soll nach Eliphas Lévi zerlegt werden in AP, DO und SEL. AP soll griechisch gelesen werden, also ar ausgesprochen, und bedeutet den Archaeus oder den philosophischen Mercurius. DO soll hebräisch, also umgekehrt, gelesen werden od und bedeutet das uns schon bekannte Od oder den Schwefel der Alchemisten. Und SEL wäre das Sal, das Salz. Es wäre also im Dreizack das ganze Geheimnis des Lapis verborgen. Am Stiel die drei P haben phallische Bedeutung und besagen, daß sich die entwickelten astralen Kräfte auf den Sexualkomplex beziehen. Aus den Worten Fato Vlidox wäre das zentral gelegene V (römisch V) als Zeichen des Pentagramms zu isolieren. LI heißt libertate und DOX natürlich doxa, also Fato libertate doxa, durch Schicksal und Freiheit der Glaube. Der Dreizack ist also ein kurzer Umriß und Schlüssel zur Magie des

Paracelsus und gleichzeitig ein Seelenprozeß in Form einer alchemistischen Allegorie. Das passive Element der Natur ist durch den Krebs ausgedrückt, das aktive durch den Löwen. Zwischen beiden steht die Weisheit und der Mensch, der sie beherrscht, im Gleichgewicht, das dadurch erreicht wird, daß das Aktive zurückgedrängt und das Passive angespornt wird. Das ist nur durch einen Kraftaufwand möglich, der aus allen drei Welten, Körper, Seele und Geist, gespeist wird. Ist dies aber erreicht, so ist das Schicksal besiegt, Zwang und Freiheit haben keine Bedeutung mehr, alles ist zum erlebten Glauben geworden, der Mensch hat seine irdischen Bedingungen überwunden und ist Gott gleich geworden.

Wir übergehen die übrigen Talismane, z. B. den gegen Paralyse, gegen Podagra, Lepra, Schwindsucht und Krampf und wenden uns den Sigillen der Tierkreiszeichen zu. Es muß aus der Astrologie vorausgesetzt werden, daß die zwölf Zeichen, durch welche die Sonne im Laufe eines Jahres wandert, nicht bloß als mathematische Richtungspunkte, sondern im astrosophischen Sinn als Intelligenzen aufgefaßt werden müssen, welche die Strahlungen der Sonne und somit auch die Eigenstrahlung der Erde auf zwölffache Art modifizieren. Auch diese Erscheinung muß ebenso wie die planetarischen Strömungen irgendwie faßbar sein und berechtigt dazu, eigene Talismane herzustellen, die auf die spezielle Schwingung eingestellt sind. Diese Berücksichtigung erfordert für jeden außer seinem typischen Talisman noch zwölf andere, um gegen alle widrigen Einflüsse gefeit zu sein.

ARIES

„Deß Widers Sigill wirdt auß nachfolgenden Stucken gemacht. Nemlich Eysen j. Loth, Silber 3 j., Goldt ein halb Loth, Kupffer 3 *ß*.

Diese vier Metall sollen in der Stund und Tag, so die Sonn im Zeichen des Widers ist, welches ungefehrlich den zehenden Tag Martii, in dem Puncten, so die Sonn in den ersten Gradum Solis eintritt, mit starkem Fewr zusammen geschmeltzt werden. Das Eysen soll gefeylet seyn, dann sonst möcht es von der Hitz nicht fliessen. So sie nuhn wie angezeigt geschmeltzt und bereit ist, soll diß Sigillum an einem Zinstag (Dienstag), wann der Mond in dem Zeichen deß Widers steht, welches alle Monat ein mahl beschicht, ungeforlich umb neun oder zehen Grad Arietis bezeichnet, und in der Stund außgemacht unnd angehenckt werden, so Mars in dem neundten Tag deß Hauß Himmels in Octavo Coelo ist. Folgt das Sigill mit seinen Characteren also:

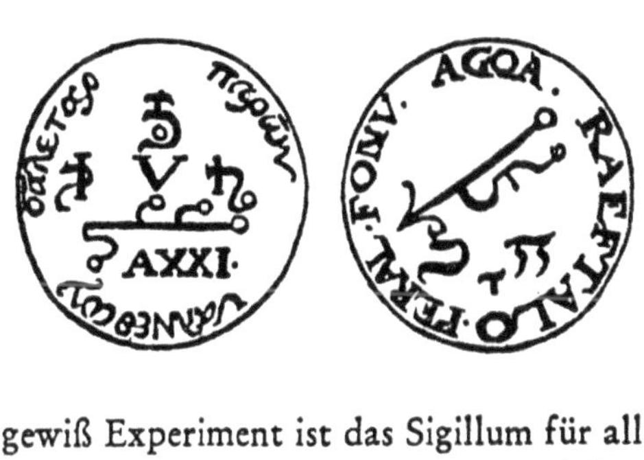

Ein gewiß Experiment ist das Sigillum für alle Fluß, so von dem Haupt in das Genick und Achslen fallen. Dann es das Hirn purgiert, unnd alle Phlegma von dem

Haupt außtrucknet, thut also daß es eben das Haupt berührt, getragen Tag unnd Nacht, das Zeichen Wider gegen dem Hirn under sich gehndt."

TAURUS

„Das Sigill wirdt von folgenden Metallen gemacht. Rec. Veneris, 1 Unze, Jovis 3 j., Martis 1/2 Unze, Solis 2 Unzen.

Diese Metall sollen vereint und zusammen geschmeltzt werden, als die Sonn in Taurum geht, welches ungefehrlich alle Jahr umb den achten Tag Aprillens geschicht, gleich demselbigen Eintrit der Sonnen in das Zeichen, soll auch dieses Sigill in demselbigen Puncten angefangen, bezeichnet, unnd gar geendet werden, sonst brecht es Nachtheil. Aber so der Mond in dem zehenden Grad Tauri stehn wirdt, soll es angehenckt werden. Man macht Stempffeisen, gleich den Münzstemplen, die vorhin außgraben sind, damit man das Sigillum, so es gossen ist, gleich stempfft und bereit, damit es dester geschwinder verzeichnet wirdt. Also mag man mit allen Sigillen thun. Dann offt die Stund, ehe es vollendet, verlauffen, darauß groß Hinderung kompt. Dann das

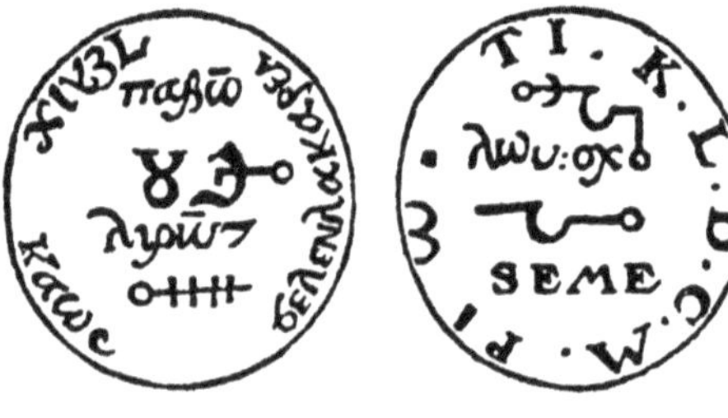

ist zu mercken, daß allein die Zeit in diesen Dingen die aller gröst Wirckung hat.

Dieses Sigills Natur unnd Eigenschafft ist ein schönes Remedium, so jemandt sein Mannheit genommen wer. Dann so es dermassen angehenckt wirdt, daß es biß an Nabel reicht, unnd des Stiers Zeichen gegen dem Leib kehrt wirdt, dann es Mann und Frawen hilfft."

GEMINI

„Deß Zwillings Sigill soll bereit werden, von den Metallen des Goldts unnd Silbers, jedes zwey Lot schwer genommen, und durch das Sigill durch und durch ein lang Rhor, da ein Federkiel darinn mög Weitte haben, durch solches Löchlein: Welches also hindurch gehn soll, damit die Zeichen auf dem Pfenning stehnd, daß man den Federkiel darein stossen, unnd denselbigen an einem Ohrt (d. h. Ende) mit Mastix vermachen, unnd den Kiel mit Mercurio feylen (d. h. füllen), darnach das ober Löchlein auch vermachen mög. Welches das erst, nach dem unnd der Pfenning gearbeitet, beschehen soll. Das gemeldt Goldt und Silber solt du zusammenschmelzen, so die Sonn in das Zeichen Geminorum eintritt, welches geschicht am zehenden oder eilfften Tag Maij, nach des Jahrs Lauff, welches nicht alle Jahr geschicht, derhalben solt du hierinn des Jahrs, in dem du das machen wilt, acht nemmen. Die Signa, Zeichen und Buchstaben solt du darauff graben, wann der Mond im Zeichen des Löwens, des Visches steht. Aber anhencken soll mans, so der Planet Mercurius im ersten Hauß des Himmels steht, wann es heyter, schön unnd lauter am

Himmel ist. Unnd soll auff blosser Haut, daß das Zeichen Geminorum gegen dem Leib kehrt, getragen werden. Den Federkiel aber mitsampt dem Quecksilber soll man an einem Mittwochen in der Stund Mercurii in Abnemmen des Monds darin thun."

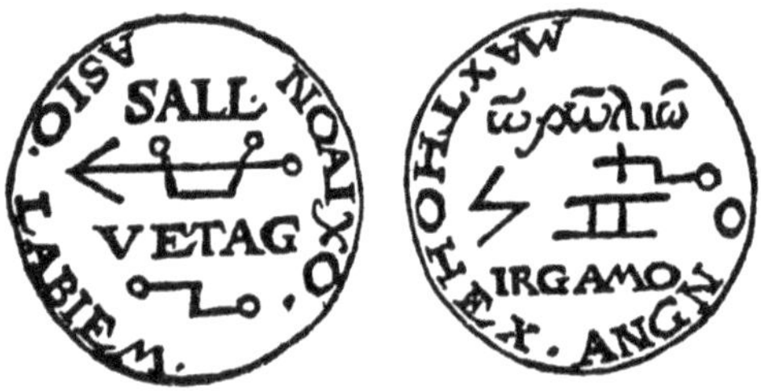

Da sich in den einschlägigen Werken die übrigen Tierkreistalismane nicht abgebildet finden, lasse ich die Abbildungen hier folgen.

CANCER

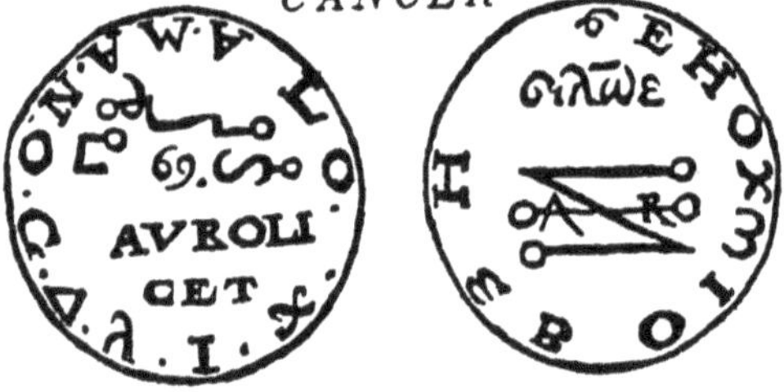

Ist aus Silber. („Es ist zu reysen unnd wandern ein guter Gefert unnd getragen für die Wassersucht, eine heilsame Artzney.")

LEO

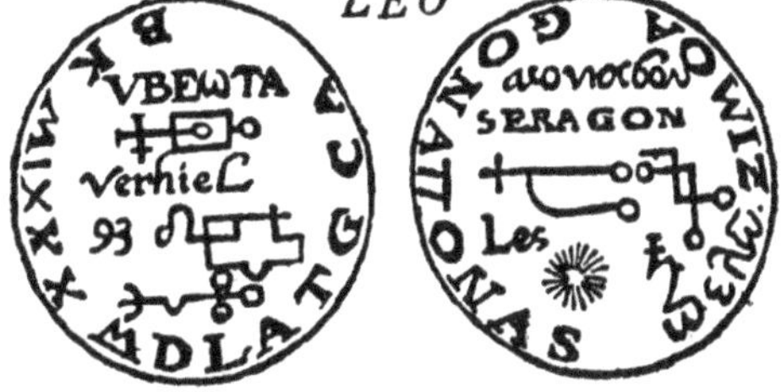

Aus Gold. („Für alle hitzige Krankheiten.“)

VIRGO

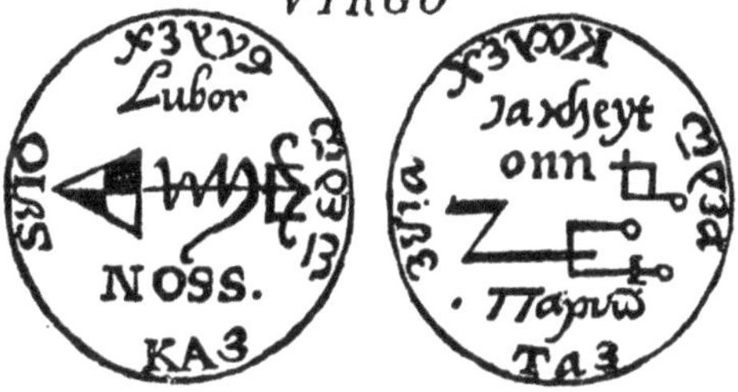

Aus Kupfer, Gold, Silber und Zinn.

LIBRA

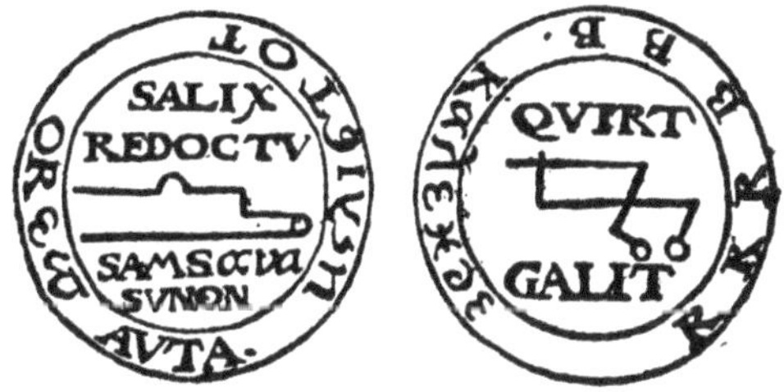

Aus Kupfer. („Ist wunderbarlich für alle Zauberey der Weiber, so etwan den Mannen die Mannheit genommen ...“)

SCORPIO

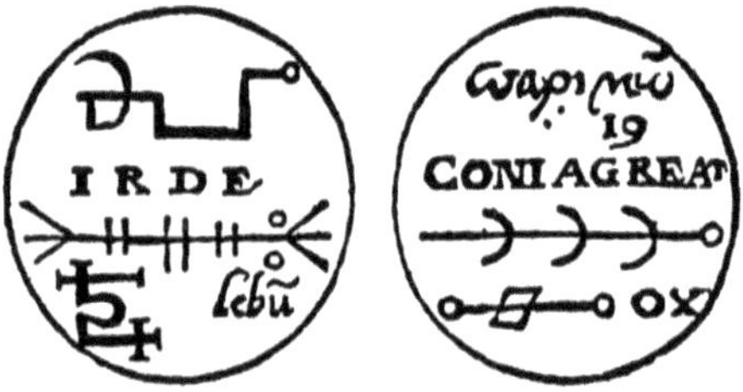

Aus Eisen. („Diß ist ein gewisse Kunst für die Wantzen, so es an ein Betstat gehenckt wirdt.“)

SAGITTARIUS

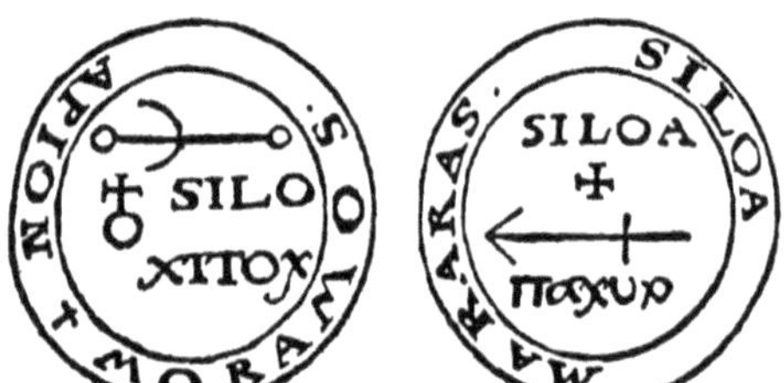

Aus Zinn. („Ich hab diß Sigill offt zu meiner widerwertigen Spott gebraucht, daß sie wie die Waldesel gestanden sind, und keiner das Maul dörffen auffthun.“)

CAPRICORNUS

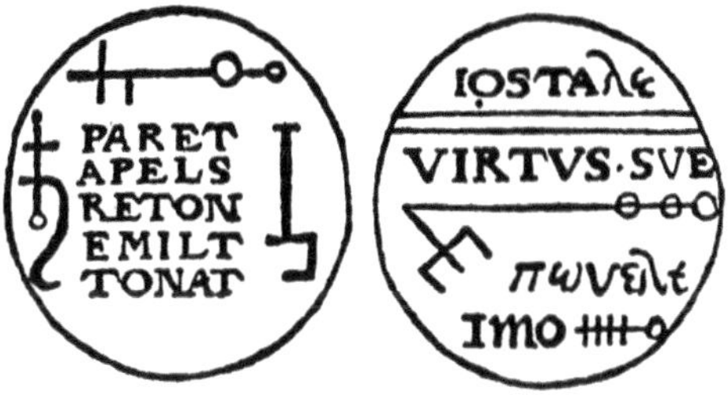

Aus Gold. („Es mag auch wol ein Gunstpfenning zum gemeinen Mann heissen.“)

AQUARIUS

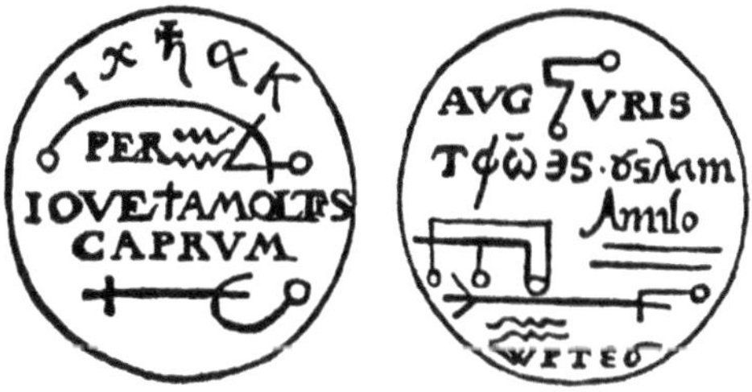

Aus Gold, Silber, Blei und Eisen. („Zu Erhaltung der Gedechtnuß gut, unnd macht Leut gefellig den Menschen.“)

PISCES

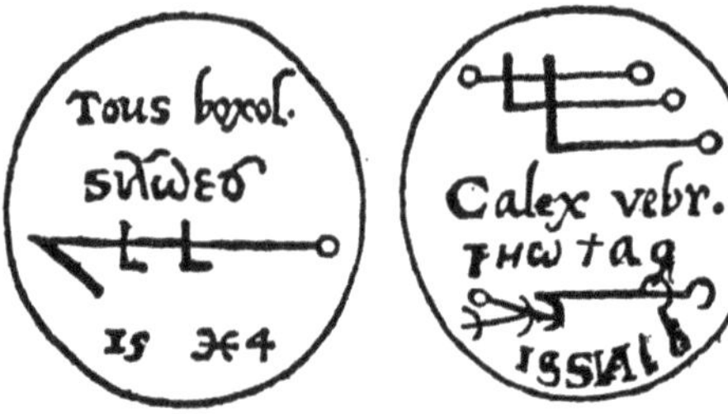

Aus Gold, Silber, Zinn, Eisen und Kupfer. („Das ist das wircklich Instrument, den Zorn zu vertreiben ... Es soll so lang an einer Schnur herunter hangen, darmit es unter dem Nabel an dem Bauch hang.“)

So manchem Leser wird die Signaturenlehre Hohenheims als eine absonderliche Schrulle erscheinen, die für das Charakterbild unwesentlich ist. Aber ich möchte nochmals darauf hinweisen, daß gerade darin der Kern der paracelsischen Lehre liegt. Denn hier ist Äußeres und Inneres zu einer Einheit geworden, wo eines zum Ausdruck des anderen geworden, und diese neugefundene Einheit ist nichts anderes als der Mensch. Die zwölf Tierkreiszeichen sind nichts anderes als menschliche Typen, Symbole für kosmische Kräfte im Weltenraum. Diese können nicht durch menschliche Worte erschöpfend wiedergegeben werden, sondern durch Zahlen und Mischungsverhältnisse, Diagramme und Symbole, in denen sich ihr Schwingungsverhältnis ausdrückt. Es ist in den Sigillen eine Art magischer Ursprache, die stärker als das menschliche Ausdrucksvermögen ist. Besser als jeder jetzt Lebende hat Jakob Böhme das Wesen der Signaturen in seinem berühmten Buch: „De signatura rerum" erkannt, wo gewissermaßen die paracelsische Lehre zusammengefaßt und zu ihren letzten Konsequenzen geführt wird. Am deutlichsten ist folgende Stelle: „Und ist kein Ding in der Natur, das geschaffen oder geboren worden ist, es offenbart denn seine innere Gestalt auch äußerlich; denn das Innerliche arbeitet stets zur Offenbarung, als wir solches an der Kraft und Gestaltnis dieser Welt erkennen, wie sich das ewige Wesen mit der Ausgebärung in der Begierde hat in einem Gleichnis offenbaret, wie es sich hat in soviel Formen und Gleichnissen offenbaret, als wir solches an Sternen und Elementen sowohl Kreaturen, auch Bäumen und Kräutern sehen und erkennen. D a r u m i s t i n d e r S i g n a t u r d e r g r ö ß t e V e r s t a n d, darinnen sich der Mensch (als das Bild der größten Tugend) nicht allein lernet selber kennen, sondern er mag auch darinnen sein Wesen aller Wesen erkennen, denn an der äußerlichen Gestaltnis aller Kreaturen, an ihrem Trieb und Begierde, item an ihrem ausgehenden Fall, Stimme und Sprache, kennet man den verborgenen Geist, denn die Natur hat jedem Ding seine Sprache (nach seiner Essenz und Gestaltnis) gegeben, denn aus der Essenz urständet die Sprache oder der Fall, und derselben Essenz Fiat formet der Essenz Qualität in dem ausgehenden Fall oder Kraft, den lebhaften im Fall, den essentialischen in Ruh, Kraft und Gestaltnis. Ein jedes Ding hat seinen Mund zur Offenbarung. Und das ist die Natursprache, daraus jedes Ding aus seiner Eigenschaft redet und sich immer selber offenbaret und darstellet, wozu es gut und nütz sei, denn jedes Ding offenbaret seine Mutter, die die Essenz und den Willen zur Gestaltnis also giebt."

So ist für Paracelsus und Jakob Böhme jegliche Gestalt das Sichtbarwerden einer Naturkraft, d. h. einer göttlichen Idee, die sich unmittelbar im Wesen dieses Dings ausspricht. Und gleichzeitig ist das Wesen eines jeden Dings auch ein Teil des menschlichen Wesens. Das Wesen der Dinge, also auch sein eigenes, zu erkennen, ist die Hauptaufgabe des magischen Wissens. Wer dieses erlangt hat, wird die Naturkräfte zum Heile der Menschheit gebrauchen. Er wird auch helfend die Natur unterstützen, wo sie von selbst nicht genug zur Wirkung gelangen kann, er wird das Chaotische in ihr formen und bilden, indem er ihr seinen eigenen Charakter aufdrückt. Denn der Mensch ist, obwohl er Natur ist, weiter als sie, ist gesteigerte Natur durch die Kraft des göttlichen Geistes, der in ihm lebt.

So ist Magie im Sinne Hohenheims ein inniges Versenken in die Natur, ein aktives Schauen und Erkennen, das nichts mit dem Volksaberglauben zu tun hat, ein Versenktsein, das aber noch Kraft zum Handeln und zum Gestalten des Geschauten hat, kurz gesagt, eine dynamische Theologie der Natur.

XII

Die Theologie

SANKT PAULUS SPRICHT ALSO: WENN DAS Vollkommene kommt, so verwirft man das Unvollkommene und das Stückwerk. — Nun merke: Was ist das Vollkommene und was das Stückwerk? Das Vollkommene ist das Eine Wesen, das in sich und seinem Sein alle Wesen begriffen und beschlossen hält. — Das Stückwerk aber oder das Unvollkommene ist das, was aus diesem Vollkommenen entquollen ist, oder was wird, ganz wie ein Glast oder ein Schein ausfließt aus der Sonne oder aus einem Lichte. Und erscheint als das Etwas, als dies oder das und heißt Kreatur."

Diese Worte der „Theologia Deutsch" geben das Grundthema des ganzen mittelalterlichen Theologisierens an: die Sehnsucht nach dem Absoluten und den elegischen Verzicht, es auf irdischem Weg zu erlangen. Und dabei ist das Verwerfen des Unvollkommenen kein überheblicher Asketendünkel, der mit Ignatius von Loyola sagt: „Dum coelum aspicio, terra sordet", wenn ich den Himmel betrachte, erscheint mir die Erde als schmutzig, nein, auch Naturforscher wie Albertus Magnus, Rabanus Maurus und Anselm von Canterbury bekennen sich trotz ihrer innigen Naturliebe zu einem gleichen Standpunkt: so herrlich und groß auch die bewunderte Natur ist, sie ist dennoch nicht Gott selbst, sie ist im Vergleich mit dem Absoluten doch nur Stückwerk und Unvollkommenheit. So darf es uns auch nicht wundern, daß Paracelsus als Theologe die Natur und alles menschliche Bemühen als Stückwerk verwirft. Die Natur ist ihm nicht gleich der Gottheit wie dem späteren Spinoza, sondern nur eine ihrer Ausdrucksformen, unter denen sich das Ewige, Unausdrückbare gleichnisweise verbirgt. So ist denn all unser Mühen umsonst. „Wir sind irdisch Leut miteinander und haben nichts in der Schul auf Erden denn Narrheit. Darum werden wir gewiesen, zu suchen das Reich Gottes, in dem alle Weisheit liegt."

Mit diesen Worten verwirft Paracelsus alle seine früheren Arbeiten oder läßt sie nur sub specie aeternitatis gelten. Es ist daher begreiflich, daß Hohenheims Schüler, der über den Ruhm des Meisters sorgsam wachte, der wackere Johannes Huser, Bedenken trug, dessen theologische Schriften zu veröffentlichen, da er besorgt war, daß sie dem Forscher und Gelehrten schaden könnten. Erst der Mühe Wilhelm Matthießens ist es gelungen, im Jahr 1916 einige theologische Traktakte aufzufinden, die er veröffentlichte. Hier erhält die naturwissenschaftliche Lehre des Meisters das Verbindungsglied, welches das Irdische mit dem Göttlichen vereinigt. Nun ist sich Paracelsus darüber klar, daß es dem Menschen unmöglich ist, etwas über das Absolute auszusagen, denn so sehr sich auch die Mystiker darum bemühten, dem wesenlosen Sein näherzukommen, so mußte dies doch an dem Wesen des unendlichen Begriffsinhaltes scheitern. Erst die Paracelsisten Weigl und Jakob Böhme, letzterer besonders im „Mysterium pansophicum“, versuchen mit stärkeren Impulsen dem Wesen des Unendlichen näherzukommen. Paracelsus selbst aber hält sich von diesen Spekulationen fern, oder besser, er vermeidet sie, indem er nicht von dem wesenlosen Sein spricht, sondern vom höchsten und ewigen Gut. Dieser Terminus hat den Vorteil, das absolute Objekt zu meinen, aber doch als „Gut“ einer menschlichen Begriffsbestimmung nähergerückt zu sein. Und das höchste Gut ist ihm der christliche Gottesbegriff, in dem Gott durch seine Menschwerdung Anteil an uns genommen hat und daher ausdrückbar geworden ist. „Und darum ist jenes unser höchstes Gut, das uns alsdann nimmt in die Auferstehung vom Tode, in das ewige Leben.“ Dies ist also die Grenze nach oben. Nach unten wird das höchste Gut dadurch bestimmt, daß es nicht aus den Sinnen erklärt werden kann. „Nichts ist am Leibe, das das höchste Gut erkennen könnte. Allein der Geist vom Himmel.“ Hier ist aber unter Geist nicht der Intellekt zu verstehen, das dritte Prinzip aus der Dreieinigkeit Körper—Seele—Geist, sondern, wie Paracelsus später berichtet, die Seele, das Bindeglied zwischen reiner Geistigkeit und dem Körper. Der Intellekt könnte, falls er die Befähigung dazu hätte, das Absolute erfassen, der Körper (d. h. die rezeptive Sinnlichkeit) kann etwas von der Natur erfahren, aber die Seele ist so recht geeignet, als Bindeglied in der irdischen Sphäre mit dem Mittlungsglied der höheren Welt, dem höchsten Gut, zu korrespondieren. Die Seele ist der Komplex aller Strebungen und Begehrungen, das typisch mystische Organ. So kehrt Paracelsus zur Mystik, der er gern ausweichen wollte, wieder zurück. Aber die Seele ist nicht ihren eigenen Begehrungen und Verzückungen preisgegeben, die Vorwand für jede unkontrollierbare Ausschweifung sein können, sondern hat als Leiter den Heiligen Geist: „Wenn nicht der Heilige Geist da ist, der das höchste Gut lehrt, dann wird's niemand lernen und erkennen." So ist die wahre Erkenntnis des höchsten Gutes nur den Christen vorbehalten, „denn die Hebräischen haben je und je nichts gewußt und sind allemal die gröbesten Püffel gewesen" (Sagax I.), und von den Griechen sagt er: „Darum haben die von Athen und die Philosophen, da sie vom höchsten Gut redeten, da es noch nicht geboren war, vergebens und umsonst von diesen Dingen geredet." Das Streben nach dem höchsten Gut ist der Seele angeboren. Sie klammert sich in ihren Wünschen an die Natur und die Geschöpfe und meint es dort zu finden. Aber bald wird sie enttäuscht sein und immer weiter nach dem Höchsten streben. Denn das Streben ist ihr wesentliches Element, wie es sich im faustischen Erlebnis gestaltet. Wenn der Mensch aber nichts anerkennt, was sein Streben leitet, so kann es statt zum Höchsten zum Tiefsten hinführen. „Und ob er es auch wollte verachten, so soll er doch wissen: was ihm das höchste Gut ist, das kann ihm auch zum Gegenteil werden, nämlich sein größtes Übel. Er muß sich also halten: entweder zum Höchsten oder zum Niedersten und Bösesten." Deshalb ist uns von Christus als Führer der

Heilige Geist gegeben, der uns an alles erinnert, was uns dem höchsten Gut näher führen kann.

In diesem Aufgehen in den Gnadenwirkungen des Heiligen Geistes erkennen wir die Naturversenkung Hohenheims wieder. Wie in der Naturwissenschaft das Einleben in das Wesen der Dinge, in ihre Zeichen, Gesetze und Schwingungen den Menschen zur höchsten Erkenntnis geführt hat, so gibt uns jetzt die Hingabe an die göttlichen Kräfte die höchste Erleuchtung. Es ist dies ein passives Hingegebensein, ähnlich der Hingabe Laotses an das Tao, ähnlich dem Samadi der Inder. Und wir staunen, daß diese Gedanken von demselben Paracelsus stammen, der in Basel und später sich in wütenden Schmähworten gegen seine Gegner erging, der sich durch sein impulsives Temperament oft zu unwürdigen Angriffen hat hinreißen lassen — und der jetzt bei Betrachtung der überirdischen Dinge den Überschwang seiner Jugend von sich geworfen hat und in der Erkenntnis und im Erleben des Göttlichen in Ruhe verklärt ist. Ja, nur auf das Erleben kommt es an. „Denn wenn wir im höchsten Gute leben, so wachsen wir weiter in größerer Fülle der Geschlechter, als Früchte der Erde sind." Ein solches Leben ist im Einklang mit der Natur und mit dem Himmel und Unterpfand des ewigen Lebens; dann werden wir die Frucht des Lebens in uns haben. „Diese Frucht ward Adam gegeben, aber er brachte sich darum. Jetzt ist sie bei Christus. Er ist die Frucht des Lebens. Von ihm müssen wir essen, dann sterben wir nicht. Aber so müssen wir von ihm essen, daß wir ganz sind und stehen im höchsten Gut. —

Wenn wir also von dieser Frucht essen und dabei leben im höchsten Gut, so sterben wir nicht. So hat diese Frucht die Eigenschaft, daß der, dem sie Gott, unser höchstes Gut, gibt, friedlich ist und mild und selig und mit allen Tugenden begabt. Denn so müssen wir uns auf Erden halten, dann sind wir im Paradies und sehen's doch nicht. — Der Mensch wird begabt mit göttlicher Gewalt, das ist, mit der Gewalt, zu regieren in göttlicher Vernunft."

Diese Stelle, die dem Altarsakrament eine so zentrale Stellung zuweist, bezeugt, daß er wieder ein Mittelglied zwischen Irdischem und Himmlischem anerkennt. Er ist gleich weit von der protestantischen Selbstherrlichkeit wie von pfäffischer Unterwürfigkeit entfernt: sein Stolz beugt sich vor dem Unendlichen und richtet ihn wieder im Bewußtsein der göttlichen Gewalt, an der er Anteil hat, empor. Doch es kommt ihm nicht auf das bloße Empfangen der Sakramente an, wie es der Kirchenglaube vorschreibt, sondern auf das Leben im höchsten Gut. Und auch dieses Leben ist noch keine vollständige Gewähr, daß er das Heil erreichen wird, denn „obschon einer im höchsten Gut ist und lebt, so ist er darum noch nicht geborgen, es sei denn allein, der Mensch berge sich selbst. Das ist, er sei gehorsam und fügsam. Dann bleibt er in diesem Paradies. Wenn aber nicht, so muß er heraus." So müssen wir trotz aller inneren Gewißheit dennoch mit Furcht und Zittern das Jenseits erwarten, wie es Kierkegaard im „Begriff der Angst" meisterhaft ausgeführt hat, denn es steht dem Menschen, dem Geschöpf, nicht zu, die Freiheit Gottes zu beschränken.

Darin zeigt sich der typisch katholische Zug bei Paracelsus im Gegensatz zu Meister Eckehart oder Angelus Silesius. Das Gehorsam- und Fügsamsein ist kein abgetöteter Kadavergehorsam, sondern ein heroischer, freiwilliger Verzicht auf das egoistische Zentralbewußtsein, das sacrificium intellectus der Kirchenväter, während bei jenen beiden das unmittelbare Aufgehen in das Parabrahman erstrebt wird. Die Mythen aller Religionen neigen der paracelsischen Ansicht zu; auch die Griechen kannten die Hybris, das Protestieren gegen den Gehorsam, die Tragik des Helden. Wenn nun Reue und Demut zum Grundprinzip der religiösen Haltung werden, so löst Paracelsus seine früher aufgestellte Prädestinationslehre auf. Denn Reue ist nicht von außen bedingt, sondern freiwillige Zustimmung und nur als solche gültig. Es muß also der Mensch im Willen frei sein, sich selbst zur Reue zu bestimmen oder sie abzulehnen, und dadurch wird er stark genug, den Einfluß der Gestirne zu brechen. Und das Ens Dei muß immer auf Seite des Menschen stehen, sonst wäre die Gottheit böswillig auf den Untergang des Sünders erpicht. Alle Gedanken der Prädestination löst Paracelsus übrigens später mit den Worten auf: „Wir sind Gott alle gleich lieb. Gleich ist auch seine Gnade. Und obschon das wahr ist: Wer viel liebt, dem wird vieles zuteil werden, so ist doch die Erlösung für alle gleich. Ungleich ist aber die Gabe, die aus der Liebe entspringt." So wird wieder der freie Wille vorausgesetzt, das Werk der Erlösung anzuerkennen oder abzulehnen. Es scheint, daß Paracelsus die Lehre von der Prädestination in seinen früheren Schriften der Naturwissenschaft entlehnt hat, um die Ungleichwertigkeit der Arten zu erklären, und daß sie hier im Reiche des reinen Geistes keine Geltung hat. Oder besser, daß nur der „Leib, so aus Adam ist", d. h. der physische Leib und die Astralseele der Vorherbestimmung unterworfen sind, daß aber der Geist (Mens oder Pneuma) ein Selbstbestimmungsrecht hat. Das wäre die einzige Lösung des sonst unentwirrbaren Determinationsproblems.

So ist denn das Ziel des Menschen nicht „von Adam", sondern das Reich Gottes auf Erden und wird nur durch Demut und Liebe verwirklicht. Und dies geschieht nur, wenn jeder dem Lichte, das er in sich trägt, nachfolgt. So ist die Aufgabe jedes einzelnen individuell verschieden, und allgemeine Regeln kennt Paracelsus nicht an. „Denn in Gottes Lehre sollen wir wandeln, nicht in Regeln." Das ist nun keine Ablehnung des kirchlichen Kanons, sondern ein Bewußtwerden der Funktion jedes einzelnen und Erfüllung seiner speziellen Aufgaben. Wenn auch Paracelsus Demut und Gehorsam fordert, so dürfen diese beiden nicht blind sein, sondern müssen Sinn und Ziel aus dem inneren Lichte herleiten. Dadurch ergibt sich von selbst eine Hierarchie höherer, geistiger Ordnung, wo einer dem andern liebend und helfend beisteht, jeder seinem eigenen Lichte getreu, und diese Lichter vereinigen sich so zu einem einzigen Licht. Das ist der Sinn der wahren Kirche, der Ekklesia, nicht das automatische Befolgen unverstandener Regeln. In diesem Sinn protestiert Paracelsus gegen den Formalismus der katholischen Kirche, eben aus Katholizität, weil er die Kirche von derartigen Äußerlichkeiten befreit wissen will.

Doch wie es auch immer mit Anschauungen und Äußerungen bestellt sein mag, ihm kommt es auf das innere Licht und die Liebe zu Gott hauptsächlich an. Dann wird aus dieser Übereinstimmung von selbst die felsenfeste Überzeugung und das Erleben der Gotteskindschaft kommen: der Glaube. Dieser nun darf nicht von außen her abgeleitet sein, nicht von Zeremonien, Bildern und Wünschen, sondern muß unmittelbar dem Herzen entkeimen, muß zum Träger des ganzen Geistselbst werden, das im Bewußtsein seiner Kraft sich die ganze Natur unterordnet. Schon im Buch Paramirum sagt Hohenheim: „Darin merket, daß wir durch unseren Glauben zu Geistern werden: und was wir über die irdische Natur handeln, ist der Glaube, der zu einem Geist durch uns wirket, und seind nit weniger denn wie die Geist."

So geht die Theologie Hohenheims vom Geist aus, erlebt ihre Verwirklichung in der Liebe und kehrt als Glaube zu Gott wieder zurück. Diese Involution und Evolution des Geistes in Einklang mit dem eigenen inneren Licht, mit der Natur, gibt dem Menschen die höchste Vollendung. Das Ringen des Unzulänglichen mit dem Unendlichen gibt dem Leben Energie und Spannung, gibt ihm Individualität und Gestalt und schafft so in jedem einzelnen eine besondere Verwirklichung des Abstrakten. Und doch ist alles trotz der phänomenalen Verschiedenheit im Grunde das gleiche, alles ist Ausdruck Gottes, und Paracelsus kann wie der Buddhist sagen: *Tat twam asi*, das bist du. Aber während der Buddhist die Differenz beseitigen will, bejaht sie Paracelsus und sieht gerade in der Mannigfaltigkeit einen Beweis Gottes. Und je stärker sich die einzelnen Individuen entwickeln, je stärker in jedem einzelnen das innere Licht zum Ausdruck gelangt, je stärker der Rhythmus des religiösen Erlebens wird, desto deutlicher und plastischer wird Gott erlebt. Daran erkennt man wieder den Deutschen und Gotiker, daß sein ganzes Wesen auf Dynamik und Anschaulichkeit eingestellt ist. Wenn er auch weiß, daß Gott als das Absolute für den menschlichen Geist unfaßbar ist, so findet er dennoch im Gemüt, in der Struktur der menschlichen Seele, die Kraft, Unanschauliches durch Erleben zum Anschauungsinhalt und zum Gegenstand der Theologie zu gestalten. Die von Matthießen im Archiv für Reformationsgeschichte, Leipzig 1917 und 1918, mitgeteilten Traktate handeln „Vom seligen Leben", „Vom höchsten ewigen Gut", „Von der ewigen Wahrheit", „Von der Macht der göttlichen Gnade", „Von der Auslegung des ersten Kapitels Johannis", „Von Christi Leiden und unserer Freude" und schließlich von der Klarifikation der Seligen. Die zweite Abhandlung erscheint mir als die wesentlichste, die anderen behandeln zum Teil zu schwierige oder eschatologische Fragen, die dem Laien wenig Bereicherung geben.

Die neue, zweite Geburt, auf welche alle Mystiker hinweisen, ist auch in anderen Werken Hohenheims als notwendige Forderung aufgestellt. Hier hat sie nicht nur die übertragene Bedeutung wie sonst, sondern ist wörtlich zu verstehen. Denn alle unsere Nahrung ist Menschenfleisch in mysterio, sagt er an anderer Stelle. Die Einheit der Materie, das christliche *Tat twam asi*, erklärt alles. Nun ist Christus der Logos, der die Kräfte der Erde zum organischen Leben aufrief, der stündlich das Leben der Erde ernährt und erhält, und somit auch unser Leben. Das alles betrifft aber nur den physischen Leib. Die Kommunion bezieht sich aber nicht auf den Genuß des konsekrierten Brotes und Weines, sondern darauf, daß unser particularis, unser Geist selbst, in innige Verbindung mit dem Logos trete und somit Anteil habe an allen himmlischen Kräften. Aber nur dem Eingeweihten ist die Kommunion ein Sakrament, nur ihm ist Christus das Brot des Lebens, für die anderen hat sie nur symbolische Bedeutung. Der Leib der Gerechtigkeit, der Körper, erliegt dem Hinfall, der Leib der Barmherzigkeit aber, die Seele, gewinnt das ewige Leben, wenn er sich mit dem Urquell der Barmherzigkeit vereinigt hat. So modifiziert er seine eigenen Worte, daß wir es in der Gewalt haben, Söhne Gottes zu werden: nein, mit Gewalt werden wir nichts erreichen, sondern nur durch die Barmherzigkeit Gottes wird es uns als Gnade geschenkt werden. „Oben Gnade, unten Recht", heißt es ganz paracelsisch bei Hermann Stehr.

So ist denn auch bei Paracelsus der Weisheit letzter Schluß, daß über der Natur, über ihren Gesetzen das Unsagbare thront, das wir weder logisch noch mystisch fassen können, dessen Wirkung über uns kommt, ohne daß wir es wissen. Aber die Furcht des Herrn, in der wir wandeln sollen, hat nichts Schreckliches für den

Reinen: nicht das Streben allein wie bei Faust, sondern das liebende Aufgehen in der Gottheit, sei es in religiöser Betrachtung, sei es in fortschreitender Erkenntnis der gottentflossenen Natur: alles steigert das Gefühl, überhöht den ganzen Menschen und schafft eine Einheit des Bewußtseins, in welcher Religion und Wissenschaft zu einem einheitlichen Lebensgefühl werden, in welchem das Ichbewußtsein zum Weltbewußtsein wird.

Alles geht vom Ich aus und kehrt zu ihm zurück. Aber wenn die Peripherie dieses Kreises unendlich wird, so wird das Ich, das Nichts, zum All — es ist überall, und alles wird zu seinem Erleben. Und dieses All-Ich, durch Liebe und Wissenschaft und Glauben errungen, gibt Paracelsus ein Kraftgefühl, das über Raum und Zeit bis an das Unendliche ragt und das Ewige so stark an sein Herz schlagen fühlt wie das Hinfällige. Diese titanische Kraft, durch Demut verdient, durch Gnade geschenkt, hat Paracelsus selbst in seinem Wahlspruch zusammengefaßt, der Anfang und Ende seines Wesens und unendlich wie dessen Sinn ist:

Wer sich selbst gehören kann, soll keinem andern angehören.

Alterius non sit, qui suus esse potest.

XIII

Die Paracelsisten

WIE JEDER GENIALE MENSCH WURDE Paracelsus von seinen Zeitgenossen mißverstanden. Seinen Widersachern galt er, wie schon erwähnt, als Scharlatan und Trunkenbold, dem gemeinen Volk als Zauberer, und selbst seine Schüler und Laboranten erkannten selten seine wirkliche Bedeutung, sonst hätte Oporinus nicht seine unflätigen Verdächtigungen gegen den Meister ausstoßen können. Aber manche seiner Anhänger erkannten die überragende Kraft seines Geistes und trugen nach ihrem Vermögen dazu bei, die Lehre Hohenheims zu verbreiten. Unter ihnen war der fleißigste der schon erwähnte Johannes Huser aus dem Breisgau, dem wir die große zehnbändige Gesamtausgabe, Basel bei Conrad Waldkirch, 1589—91, und die späteren Straßburger Ausgaben verdanken. Mit wahrem Bienenfleiß trug er an Manuskripten zusammen, was ihm erreichbar war, und vermerkte jedesmal, woher er die Schrift hatte, so daß über die Echtheit keine Zweifel aufkommen können.

Was Huser als Paracelsus-Philologe leistete, fußte auf den Vorarbeiten eines anderen Paracelsisten, Adams von Bodenstein, dessen „Onomasticum Paracelsicum", Basel 1574, ein Gesamtlexikon des paracelsischen Wissens bildet, das besonders bei der Erklärung der von Hohenheim neueingeführten Termini unentbehrlich ist. Bodenstein erläuterte an der Baseler Universität die Lehre des Meisters, woraus sich ersehen läßt, daß der Universitätssenat seine feindselige Haltung gegen Paracelsus damals schon aufgegeben haben mußte.

Eine Vereinigung von Kabbala und Paracelsus findet man in „Clavis totius philosophiae chymisticae" des Gerhard Dorn, der hauptsächlich Praktiker war und als einer der ersten auf die magische Naturwissenschaft der Archidoxis aufmerksam machte. — Von vielen anderen Namen kann abgesehen werden, da diese Paracelsisten wenig Neues bieten. Nur der Leibarzt Rudolfs II., Oswald Croll, möge erwähnt werden, dessen Schriften über die Signaturenlehre des Paracelsus bedeutend sind und auf Jakob Böhmes Hauptwerk „De signatura rerum" von Einfluß waren.

Eine interessante, wenn auch ein wenig anrüchige Gestalt lernen wir in Leonhard Thurneysser zum Thurn kennen. Er wurde mit den Schriften Hohenheims als Famulus bei einem Dr. Huber bekannt, ohne aber in das wahre Wesen der Alchemie einzudringen. Er trieb sich einige Zeit als falscher Alchemist herum, indem er unerfahrenen Leuten vergoldete Bleistücke als transmutiertes Gold verkaufte. Natürlich kam der Betrug auf, und er war seines Lebens nicht mehr sicher. So flüchtete er von Land zu Land, verkaufte Traktate und Rezepte, wie jedermann Gold machen könne. Um sich den Häschern zu entziehen, trat er als Soldat in die Dienste des Markgrafen von Brandenburg und ließ sich dann als ehrsamer Goldschmied in Straßburg nieder. Er muß aber dennoch gründliche Kenntnisse der Scheidekunst besessen haben, denn man übertrug ihm einige Jahre später die Oberaufsicht über die Blei- und Schwefelwerke zu Taranz in Tirol, die er so tüchtig leitete, daß er als einer der besten Hüttenmeister galt. Dieser Ruhm verschaffte ihm eine Berufung nach den Orkney-Inseln, wo er Bleiminen untersuchte. Darauf begann ein abenteuerliches Wanderleben, das ihn über Spanien und Afrika bis an den Sinai brachte, wo er sich in einen geistlichen Orden aufnehmen ließ.

Nach Deutschland zurückgekehrt, vollbrachte er Wunderkuren, ließ einige Bücher drucken und verstand es, die Gunst des Kurfürsten Johann Georg von Brandenburg zu erringen, dessen Gattin er durch paracelsische Mittel geheilt hatte. Der Kurfürst richtete ihm in Berlin ein großes Laboratorium ein, Thurneysser heilte viele Kranke, aber den Stein der Weisen fand er nicht. Um seinen Ruhm besorgt, ließ er sich wieder in Betrügereien ein, seine Lage wurde unsicher, und er mußte 1584 aus Berlin fliehen. Zwei Jahre später finden wir ihn in Rom, wo er bei dem Kardinal Ferdinand von Medici einen eisernen Nagel durch Betrug in Gold verwandeln wollte. Er starb als Bettler 1595 in einem Kloster zu Köln.

In seinen Alterswerken „Archidoxa" und „Quinta Essentia" zeigt er echtes paracelsisches Wissen.

Allen diesen Paracelsisten ist es hauptsächlich um die praktische Anwendung der Lehre zu tun, nur wenige haben das philosophische und religiöse System verstanden. Die Esoterik des Paracelsus wurde erst viel später gewürdigt, ja eigentlich erst unsere Zeit beginnt zu ahnen, welch riesige Kräfte in ihm tätig waren. Im 16. und 17. Jahrhundert ist die Sprache des Symbols noch lebendig. Je tiefer also einer dieser Paracelsisten in die magische Naturlehre Hohenheims, in seine Symbolik und Korrespondenzenlehre eindringt, desto mehr wird er sich von der Systematik entfernen und eigenmächtig seine Ansichten äußern. Sind aber auch die Ausdrucksformen verschieden, so ist doch der Inhalt der gleiche, wie ja alle Adepten trotz aller räumlichen und zeitlichen Entfernung untereinander in geistiger Verbindung stehen. Diese Einheit aller magischen Lehren trotz verschiedenartiger Anschauung erhärtet den Wahrheitsgehalt des Geschauten. So darf es uns nicht verwundern, wenn späterhin paracelsische Lehren bei Philosophen auftauchen, bei denen es sich nicht beweisen läßt, ob sie Kenntnis von Paracelsus hatten. So entwirft Heinrich Khunrath (1560—1605) in seinem „Amphitheatrum sapientiae aeternae" ein grandioses Weltbild, das an Tiefe und Größe der Ideen den Tafeln in der Philosophia sagax ebenbürtig ist. Die Fülle seiner Gedanken ist so groß, daß es eines eigenen Buches bedürfte, um seine Lehre klarzulegen. An dieser Stelle möge seiner als eines Vollenders paracelsischer Gedanken gedacht werden.

Und abermals vergeht ein Menschenalter, bis paracelsische Lehren wieder aufgenommen werden. In J. B. van Helmont feiert die Lehre vom Archäus eine Auferstehung und wird zum Grundstein von Helmonts

Philosophie, welche wohl alle Geheimnisse der Magie kennt, aber vor ihnen warnt. Helmont ist der letzte Typus des naturwissenschaftlich gebildeten Adepten. In späteren Zeiten beginnt die rein spirituelle Seite der Esoterik das Übergewicht zu erlangen, findet ihren stärksten Ausdruck in den Schriften des großen Jakob Böhme und erreicht ihren Abschluß im magischen Idealismus des Romantikers Novalis. Dann kommt die geistige Nacht des Materialismus und der vermeintlich exakten Wissenschaft, und Paracelsus ist nur ein Name mit lächerlichem Beigeschmack. Nun aber beginnt sich die Menschheit wieder ihres geistigen Kerns bewußt zu werden, man sieht in Körper und Geist keine feindlichen Gegensätze mehr; alles drängt zu einer Einheit, in der Wissenschaft und ethisches Erleben brüderlich vereint sind. Wir spüren bereits wieder das „Gestirn", von dem Paracelsus spricht, und ahnen den Zusammenhang zwischen dem Menschen und den Dingen; die Natur beseelt sich wieder, die Seele sucht im Körper ihren vollendeten Ausdruck. Und viele befürchten schon ein neues Mittelalter. Nein, ein Mittelalter darf nicht wiederkommen. Aber eine neue starke Kultur der geistigen Kräfte, ein harmonischer Ausgleich zwischen innen und außen — die Seele soll wieder Ausdruck und Form des Körpers werden. So kann das paracelsische Denken unter Berücksichtigung der modernen Naturerkenntnisse zum Ausgangspunkt einer wirklichen Kultur werden, die den Bedürfnissen des modernen Menschen entspricht. Aber es kommt nicht auf die Lehre oder die Erkenntnis an, sondern auf das Tun und Handeln jedes einzelnen. Das wußte Paracelsus wohl, daß das Erkennen allein nicht besser macht; doch als erster Anstoß zur Selbstbesinnung hat es ethische Kraft. Er erkannte und erlebte das, worauf es allein ankommt, und erkannte seine eigene beispielgebende Größe: „Lehren und nicht tun, das ist klein; lehren und tun, das ist groß und ganz."

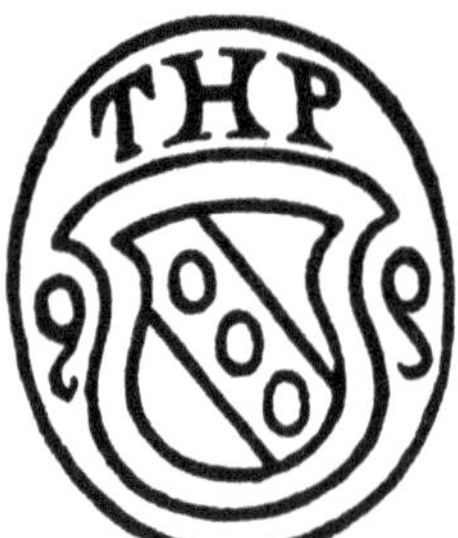

Siegel des Paracelsus

Nachwort

Paracelsus und die Medizin

JEDES ZEITALTER HAT SEINE ÄRZTE, MANCHE wirken darüber hinaus. Medizin ist keine isolierte Erfassung der Krankheitsphänomene und deren Therapieversuche, sondern ein Teil – und zwar ein gravierender – des jeweiligen Bemühens um das Verständnis unseres Daseins. Dies schließt den Glauben an die Bestimmung unseres Universums bis zur konkreten Empathie für den Nächsten ein. Religiöse Momente waren dabei immer ein integrierender Faktor, ebenso die Suche nach Verständnis der uns umgebenden Natur und ihrer Gesetze.

Paracelsus lebte und wirkte in jenem unruhigen Zeitraum, welcher als Ende des Mittelalters gilt. Immerhin wurde Amerika ein Jahr vor seiner Geburt entdeckt. Auf sein abenteuerliches Leben, seine auch für heutige Verhältnisse zahllosen Reisen, seine fortwährenden Streitigkeiten und Kämpfe mit Ärzten und Nichtärzten soll hier nicht näher eingegangen werden, ebenso wenig auf seine magischen und mystischen Vorstellungen.

Unbestreitbar sah sich Paracelsus vorwiegend als Arzt und das in äußerster Intensität und Erbitterung gegen alle Widerstände. Seine Bekanntheit, ja sein Ruhm, findet heute noch zahlreiche Niederschläge, zum Beispiel im Namen einer bedeutenden Universität. Bekämpft und missverstanden wurde er, wie zu erwarten, auch später reichlich von medizinischen Kapazitäten, wie unter anderem von dem berühmten Christoph Wilhelm Hufeland (1762-1836).

Nun zu seiner Bedeutung als Arzt: Im Vordergrund steht eine tiefe innere Religiosität, ein Thema, dem Franz Spunda eine eigene Abhandlung widmete. Als Leitidee sieht Paracelsus, dass Gott der Oberste Arzt ist, und dass das erste Ziel des menschlichen Daseins die Gottessuche sei. Die Stellung des Arztes wäre eine priesterliche Funktion, die Natur hingegen eine Manifestation des Heiligen Geistes. Als krankheitsbestimmend definiert er fünf Kräfte (ens), und zwar als erstes das ens astrale, die pathologischen Anzeichen unerlöster Konstellationen der Urprinzipien, was seiner Neigung zur Astrosophie entsprach. Zweitens das ens veneni, also die in der Natur wirksamen Gifte. Von ihm stammt auch der heute noch gebräuchliche Satz: sola dosis fecit venenum, nur die Dosis macht die Wirkung des Giftes. Als drittes das ens naturae, die negativen Einflüsse des Makrokosmos, wobei er den Menschen als Teil dessen, als Mikrokosmos, betrachtete. Dann das ens spirituale, das Wissen und die Tugend des Arztes und schließlich das ens Dei, die Entscheidung Gottes über den Krankheitsverlauf.

Die wissenschaftliche Bedeutung des Paracelsus liegt auch darin, dass er das ärztliche Handeln auf Grund der bis dahin geltenden dogmatischen Vorschriften des Galenos und Avicenna ablehnte. Sein Wissen basierte auf der Beobachtung der Natur, und den daraus entstehenden Krankheiten, und er lehnte sich an die Naturheilkunde seiner Zeit an. Und in der praktizierenden Medizin vermengt er konservative und damals verpönte chirurgische Maßnahmen zu einem Konzept. Seine Lehrbücher schrieb er, um sie dem Volke verständlich zu machen, in Deutsch, was ihm den Titel eines Luther der Medizin einbrachte. Intensiv beschäftigte er sich auch mit den Krankheiten der Bergarbeiter. Auf die Bedeutung des Quecksilbers als Hilfe gegen die damals sich ausbreitende Syphilis wies er als erster hin. Lange Zeit blieb es bei dieser Therapie. Manche seiner Gedanken weisen bis auf heutige Tendenzen in der Medizin. Das Wissen, so meinte er, solle sich nicht an den obsoleten Standardwerken ausrichten, sondern an den im Fluss befindlichen Lehren der Jetztzeit, also an der basisorientierten Medizin. Damit hat Paracelsus Tore aufgestoßen, und er hat es nicht aus Eigennutz getan, sondern um zu helfen. Denn so klagte er: Die Kranken im Spital erfahren von Hunden mehr Liebe als von uns! Und dies wollte er streitbar, aber immer gottesfürchtig, ändern.

Prim. OMR Dr. Christoph Spunda
Wien, 2016

Inhaltsverzeichnis

Bilderverzeichnis